全国医学教育发展中心医学教育译丛

丛书翻译委员会顾问　韩启德　林蕙青

丛书翻译委员会主任　　詹启敏

医学学习与教学基础

ABC of Learning and Teaching in Medicine

第 3 版

原　著　Peter Cantillon　Diana Wood　Sarah Yardley

主　译　沈洪兵

副主译　丁　强　喻荣彬

译　者（以姓氏笔画为序）

丁　强　王　岩　王　晖　王丹阳　王建明　王慧娟
王璎瑛　卢　妙　刘　莹　刘庆玲　刘璐玮　许　迪
孙　雯　严　斌　肖　娜　沈洪兵　张　玥　张东辉
陆晓庆　陈　玥　陈园园　季旻珺　洪　牮　姚　欣
袁　栎　顾　萍　钱文溢　黄华兴　喻荣彬　蔡　清

秘　书　钱文溢

人民卫生出版社

·北　京·

版权所有，侵权必究！

图书在版编目（CIP）数据

医学学习与教学基础 /（爱尔兰）皮特·坎蒂隆（Peter Cantillon）原著；沈洪兵主译. —北京：人民卫生出版社，2022.10

ISBN 978-7-117-33670-3

Ⅰ. ①医⋯　Ⅱ. ①皮⋯②沈⋯　Ⅲ. ①医学教育 —教学研究　Ⅳ. ①R-4

中国版本图书馆 CIP 数据核字（2022）第 197774 号

| 人卫智网 | www.ipmph.com | 医学教育、学术、考试、健康，购书智慧智能综合服务平台 |
| 人卫官网 | www.pmph.com | 人卫官方资讯发布平台 |

图字:01-2021-3189 号

医学学习与教学基础
Yixue Xuexi yu Jiaoxue Jichu

主　　译：沈洪兵
出版发行：人民卫生出版社（中继线 010-59780011）
地　　址：北京市朝阳区潘家园南里 19 号
邮　　编：100021
E - mail：pmph @ pmph.com
购书热线：010-59787592　010-59787584　010-65264830
印　　刷：北京汇林印务有限公司
经　　销：新华书店
开　　本：710×1000　1/16　印张：14
字　　数：244 千字
版　　次：2022 年 10 月第 1 版
印　　次：2022 年 11 月第 1 次印刷
标准书号：ISBN 978-7-117-33670-3
定　　价：99.00 元

打击盗版举报电话: 010-59787491　E-mail：WQ @ pmph.com
质量问题联系电话: 010-59787234　E-mail：zhiliang @ pmph.com
数字融合服务电话: 4001118166　　E-mail：zengzhi @ pmph.com

以医学教育科学研究推进医学教育改革与发展。

本套译丛的出版对于我国医学教育研究的科学化和

专业化具有重要作用。

林蕙青

医学教育研究要研究真问题，密切联系实际；

要努力发现规律，促进医学教育高质量发展。

林蕙青

译丛序言

　　医学教育是卫生健康事业发展的重要基石,也是我国建设高质量教育体系的重要组成部分。2020年9月,国务院办公厅印发《关于加快医学教育创新发展的指导意见》,明确指出要把医学教育摆在关系教育和卫生健康事业优先发展的重要地位,要全面提高人才培养质量,为推进健康中国建设、保障人民健康提供强有力的人才保障。医学教育科学研究是医学教育改革与发展的重要支撑,发挥着引领作用。当前,我国已经建立起全球最大的医学教育体系,但在医学教育科学研究上还较为薄弱,在医学教育的最新理念和医学教育模式创新上还相对落后。引进和翻译国际权威、经典的医学教育专业书籍有助于拓宽我们的视野,是提升医学教育科学研究水平和掌握国际医学教育新理念行之有效的方法,对我国医学教育事业改革发展有重要的意义。

　　北京大学全国医学教育发展中心自2018年5月成立以来,始终以推动我国医学教育改革与发展为己任,以医学教育学科建设为核心推进医学教育科学研究。2019年5月,中心联合全国20所知名高等医学院校联合发起成立全国高等院校医学教育研究联盟,旨在凝聚各高等院校医学教育研究力量,推动中国医学教育研究的专业化、科学化和可持续发展,促进医学教育研究成果的生成、转化和实践推广,引领和推动医学教育发展。2020年7~10月全国医学教育发展中心携手人民卫生出版社,依托全国高等院校医学教育研究联盟,牵头组织研究联盟中的国内知名院校和知名医学教育专家,组织开展了国际经典或前沿的医学教育著作的甄选工作,共同建设"全国医学教育发展中心医学教育译丛",期望出版一套高质量、高水平、可读性和指导性强的医学教育译作丛书,为国内医学教育工作者和医学教育研究人员提供参考借鉴。2020年11月,"全国医学教育发展中心医学教育译丛"启动仪式在中国高等教育学会医学教育专业委员会、全国医学教育发展中心和人民卫生出版社共同主办的"全国高等医药教材建设与医学教育研究暨人民卫生出版社专家咨询2020年年会"上隆重举行。

　　"全国医学教育发展中心医学教育译丛"最终共甄选11本医学教育著作,包括国际医学教育研究协会(Association for the Study of Medical Education, ASME)最新组织全球知名医学教育专家编写的 *Understanding Medical*

Education：*Evidence*，*Theory and Practice*；既有医学教育中教与学的理论性著作，如 *ABC of Learning and Teaching in Medicine*、*Comprehensive Healthcare Simulation*：*Mastery Learning in Health Professions Education*，又有医学教育教与学中的实践指南，如 *Principles and Practice of Case-based Clinical Reasoning Education*、*Developing Reflective Practice*。译丛还围绕特定专题，如教师发展、临床教育、叙事医学、外科教育等选择了相关代表性著作。*Medical Education for the Future*：*Identity*，*Power and Location* 和 *Professional Responsibility*：*the Fundamental Issue in Education and Health Care Reform* 则帮助读者从社会学、政治学、哲学等多学科视角理解医学职业和医学教育。

这些医学教育著作在甄选时充分注意学术性与实践性的统一，注意著作对我国医学教育实施和研究的针对性和引领性。为充分开展"全国医学教育发展中心医学教育译丛"工作，全国医学教育发展中心专门组织成立丛书翻译委员会，并邀请第十届及第十一届全国人民代表大会常务委员会副委员长、中国人民政治协商会议第十二届全国委员会副主席、中国科学技术协会名誉主席、中国科学院院士韩启德与教育部原副部长、教育部医学教育专家委员会主任委员、中国高等教育学会副会长、全国医学教育发展中心名誉主任林蕙青担任顾问。邀请国内 11 位医学教育知名专家担任委员，11 所知名医学院校分别担任各书主译单位。秘书处设立在全国医学教育发展中心，具体工作由全国高等院校医学教育研究联盟工作组推进实施。

"全国医学教育发展中心医学教育译丛"是一项大工程，在我国医学教育史上实属首次。译丛的整体完成会历时相对较长，但我们坚信，这套译丛中的各著作的陆续出版将会形成我国医学教育中的一道亮丽风景线，对我国医学教育事业具有重要作用，也必将对我国医学教育学科和医学教育的科学化研究的推进提供强大助力。

感谢北京大学全国医学教育发展中心和全国高等院校医学教育研究联盟为此付出辛勤努力的各位老师，感谢人民卫生出版社的大力支持！

詹启敏

中国工程院院士

北京大学全国医学教育发展中心主任

全国高等院校医学教育研究联盟理事长

2021 年 10 月

全国医学教育发展中心医学教育译丛
丛书翻译委员会

译者前言

医学教育是教育强国的重要组成,也是健康中国建设的重要基础。2020年,国务院办公厅印发《关于加快医学教育创新发展的指导意见》,就加快推进医学教育改革创新,全面提高医学人才培养质量作出系统部署。

学习与教学是医学教育中最重要的主体——学生与教师开展的最基本活动。如何加强学习与教学方面的改革创新,对完善中国高质量的医学教育体系建设、提升人才培养质量意义深远。21世纪初,在引入医学教育的国际标准后,国内的医学教育工作者抓住更多机会了解全球各地的先进经验,持续深耕教与学的改革,并促进我国医学教育与国际的深度接轨。

承蒙全国医学教育发展中心的信任和委托,本人有幸担任 *ABC of Learning and Teaching in Medicine* 第3版的主译,将这本书介绍给大家。本书是由一些颇受欢迎的医学教育论文组成,呈现了一些最新的教育理论和教学技能。本次翻译最新的第3版中引入了社交媒体学习、医疗工作场所学习等新兴话题。每一章都从文献中精选了医学教育研究者们的见解和想法,具有很强的实用性。书中以简短的文字向读者展现国际先进的教育理念,通过插图和知识框等多种形式来阐释复杂的概念,并提供具体示例,以便医学教育工作者可以在实践中应用,优化医学教育的教与学。该书提供了一些新颖的教育理念、教学方法和教学技巧,这对刚开始教学工作的临床医生还是已长期从事医学教育的专业管理人员来说,都是一本极好的教学书籍。

《医学学习与教学基础》是"全国医学教育发展中心医学教育译丛"

之一,旨在帮助国内医学教育工作者了解国外医学教育动态,并进一步推进医学教育改革。在此我特别感谢全国医学教育发展中心对推动我国医学教育高质量发展所作出的贡献!本书的翻译工作得到了北京大学医学部的大力支持,在此一并深表感谢!

在本书的翻译过程中,我们力求在内容和风格上与原著保持一致,尽量做到精准、到位、便于阅读。但由于学识和水平有限,译稿中难免有遗漏和失误之处,恳请读者批评指正。

沈洪兵

2022 年 2 月

原著前言

　　《医学学习与教学基础》的雏形是在《英国医学杂志》上发表的一系列文章。由于这些文章非常受欢迎,后来被编撰成书,于2003年首次出版。本书最初的目的是让医学教育工作者获得并应用更多的学习理论和教育研究见解。为了确保内容的权威性和前沿性,邀请了国际教育专家负责撰写每一章。在2010年的第2版中增加到16章,现在第3版再次扩大了主题范围,内容增加到22章。新增的主题包括医学教育中的工作场所学习、社交媒体与学习,还有一章专门帮助读者成为教师。编者还重新撰写并完善了部分内容,例如小组学习、如何与有学习困难的学生相处等。每一章都从相关文献中选取了部分见解,尽量通过图片、表格和知识框来传达概念、总结思想,并提供可应用于实践的教育方法。在第3版中,编者依旧坚持初衷,用简短、易懂的内容向医学教育工作者提供当前的教育理念、理论和方法,希望新的版本能为读者提供更广阔的思路,为医学教育工作者在实际工作中提供帮助。

原著致谢

感谢所有的专家为第 3 版作出的巨大贡献,感谢 Wiley 出版社的工作人员对出版 ABC 系列书籍工作的支持和包容!

原著作者名单

Jo Brown

National Teaching Fellow
Head of Quality in Teaching and Learning
Centre for Medical Education
Barts and the London School of Medicine and Dentistry, Queen Mary
University of London, London, UK

Peter Cantillon

Professor of Primary Care
Discipline of General Practice
School of Medicine
National University of Ireland
Galway, Ireland

Alan Dellow

Medical Education Unit
Faculty of Medicine
Ramathibodi Hospital
Mahidol University
Bangkok, Thailand

Tim Dornan

Professor of Medical Education
Queen's University Belfast
Northern Ireland, UK;
Emeritus Professor
Maastricht University
Maastricht, The Netherlands

Walter Eppich

Associate Professor of Paediatrics and Medical Education
Northwestern University Feinberg School of Medicine
Paediatric Emergency Physician
Ann & Robert H. Lurie Children's Hospital of Chicago
Chicago, Illinois, USA

Dason Evans

Senior Lecturer in Medical Education, Head of Clinical Skills
Barts and the London School of Medicine and Dentistry
Queen Mary University of London, London, UK

Deborah Gill

Professor of Medical Education and Director
UCL Medical School
London, UK

Gerard J. Gormley

Centre for Medical Education
School of Medicine
Dentistry and Biomedical Sciences
Queen's University Belfast
Belfast, UK

Inam Haq

Professor and Co-Director Sydney Medical Programme
Sydney Medical School
University of Sydney
Sydney, Australia

Karen Mann[†]

Professor Emeritus, Division of Medical Education
Faculty of Medicine
Dalhousie University
Halifax, Nova Scotia, Canada

Peter M. Hamilton

Lecturer, School of Medicine
Griffith University
Queensland, Australia

Eric Holmboe

Accreditation Council for Graduate Medical Education
Chicago, Illinois, USA

Jean Ker

National Lead for Clinical skills and Simulation
NHS Education for Scotland;
Emeritus Professor of Medical Education
School of Medicine Dentistry and Nursing, University of Dundee
Dundee, UK

Natalie T. Lafferty

Head Centre for Technology & Innovation in Learning
University of Dundee
Dundee, UK

[†] Deceased

Stephen Liben

Director, Pediatric Palliative Care Program and Attending Physician
Professor of Pediatrics
Montreal Children's Hospital
McGill University Health Centre
Montreal, Canada

Annalisa Manca

Centre for Medical Education
Queens University Belfast
Belfast, UK

Rachel Morris

Institute for Continuing Education
University of Cambridge
Cambridge, UK

Jill Morrison

Professor of General Practice and Dean for Learning
and Teaching
College of Medical, Veterinary and Life Sciences
University of Glasgow
Glasgow, UK

Hilary Neve

Professor of Medical Education
Plymouth University Peninsula Schools of Medicine
and Dentistry
Plymouth, UK

John Norcini

President and CEO
Foundation for Advancement of International Medical
Education and Research (FAIMER)
Philadelphia, Pennsylvania, USA

Vimmi Passi

Division of Medical Education
Faculty of Life Sciences and Medicine
King's College London, London, UK

Ed Peile

Professor Emeritus (Medical Education)
University of Warwick;
Lead for Training Developments
The Collaborating Centre for Values-based Practice in Health
and Social Care
St Catherine's College
Oxford, UK

Gary D. Rogers

Professor of Medical Education
Deputy Head of School (Learning & Teaching)
School of Medicine
Program Lead for Interprofessional
and Simulation-Based Learning
Health Institute for the Development of Education
and Scholarship
Griffith University
Queensland, Australia

Joan Sargeant

Professor, Division of Medical Education, Faculty of Medicine
Dalhousie University
Halifax, Nova Scotia, Canada

Lambert W.T. Schuwirth

Flinders University, Adelaide, Australia;
University of Maastricht, Maastricht, The Netherlands

Ben Shippey

Director of Institute of Health Skills and Education
School of Medicine Dentistry and Nursing
University of Dundee
Dundee, UK

Celia Taylor

Associate Professor
Warwick Medical School
University of Warwick
Coventry, UK

Pim W. Teunissen

Professor of Workplace Learning in Healthcare
Maastricht University
Maastricht;
Gynaecologist at the Department of Obstetrics & Gynaecology
VU University Medical Center
Amsterdam, The Netherlands

Cees P.M. van der Vleuten

Professor and Chair
Flinders University, Adelaide, Australia;
University of Maastricht, Maastricht, The Netherlands

Val Wass

Emeritus Professor of Medical Education
Faculty of Health
Keele University, Keele, UK

Jeremy Webb
Institute of Continuing Education
University of Cambridge
Cambridge, UK

Diana Wood
Director of Medical Education and
Clinical Dean
School of Clinical Medicine, University of Cambridge
Cambridge, UK .

Sarah Yardley
Consultant in Palliative Medicine
Central & North West London NHS Foundation Trust;
Honorary Lecturer
Marie Curie Palliative Care Research Department, University College London
London, UK

目　录

第一章　成为一名更好的教师 ………………………………………… 1

第二章　教育理论概述 …………………………………………… 10

第三章　探究式学习 …………………………………………… 18

第四章　课程设计 …………………………………………… 26

第五章　教学资源开发 …………………………………………… 34

第六章　营造安全高效的学习环境 …………………………………… 41

第七章　医学教育反馈：提高学习者学习效果的技巧 ……………… 52

第八章　小组学习 …………………………………………… 61

第九章　讲课和学习 …………………………………………… 70

第十章　模拟医学教育 …………………………………………… 78

第十一章　工作场所学习：扬长避短 ………………………………… 87

第十二章　学习者监督 …………………………………………… 95

第十三章　形成性评价·······························105

第十四章　笔试···································114

第十五章　技能评价·······························124

第十六章　工作评价·······························135

第十七章　评价的质量保证·························142

第十八章　学习困难的学生·························149

第十九章　职业素养的教和学·······················161

第二十章　社交媒体与学习·························172

第二十一章　正念临床教师·························184

第二十二章　评价·································192

中英名词对照表···································201

第一章

成为一名更好的教师

> **概 述**
> - 本章概述了教师发展策略,以帮助那些难以参加正式的师资培训的教师。
> - 教学脚本,即教师对教学内容、学习者、学习环境和教学技巧的知识,可为思考教学提供卓越的组织框架。
> - 如果教师要自我发展,就必须培养对教学理念和实践的批判性自我认识。可以通过以下途径培养批判性自我认识:
>   - ◇ 养成教学评价习惯
>   - ◇ 安排同行观摩教学
>   - ◇ 完成教学定位评价表
>   - ◇ 通过反思性实践,学习如何最大限度地利用教学和学习经验

成为一名更好的教师

数百年以来,人们通过旁观和参与习得医学。医学教师曾扮演学徒的师傅,给学徒提供接触患者的机会,分享他们的专业知识。由于过去从教的唯一资质是临床技能,故不要求临床医生接受任何形式的教师培训。专家型医生/非专业型教师模式延续至今,但由于限时工作制的出现、基于胜任力的课程设置、监督作用的强化、医学教育的外部认证和日益复杂的评估策略,这一模式面临越来越大的压力。因此,对医学教育工作者而言,他们仅凭医学专业知识开展教学工作变得越来越难。在许多国家期望承担正规教育工作的医生应该接受某种形式的教师发展以便履行职责。但是,必须考虑到很多医学教师是专职临床医生,或者他们可能有重要的科研职责。因此,他们难以抓住教师发展机会。考虑到非常现实的医疗服务和科研产出的压力,我们如何支持临床

1

医生努力成为更加可靠的教育工作者？本章将着手解决这一问题。

每一名医学教育工作者需要知道的内容

如果你正考虑成为一名医学教育工作者,目标明确很重要。你需要对本人教学角色中想要提升的方面有自己的想法。自20世纪90年代初期以来,多篇综述探讨了优秀医学教师的特质。知识框1.1总结了源自这些综述的重要发现。在分析构成优秀教师的特质时,我采用了大卫·厄比(David Irby)在1992年描述的所谓教学脚本模式(teaching script model)。厄比采访了被其他教师认定为优秀教育工作者的医学教师。他发现,专家型教师使用心理捷径(mental shortcut)(厄比称之为"教学脚本")来组织教学。当被问及教授哪些熟悉的内容时,专家型教师提及特定形式的知识,包括:

- 有关学科主题的知识
- 有关学习者的知识
- 有关患者的知识
- 有关教学的知识

教学脚本自动呈现了思考和教学的方式(图1.1)。你不太可能会有意识地构建教学脚本,它们往往隐然生成。但教学脚本模式确实提供了有用的方法,思考你在教学时需要了解什么。例如,"学习者的知识"提示你应该知道这些学习者是谁、他们的姓名、他们本课程的学习进度以及什么是他们可能熟悉的。你可以利用你所了解的,给教学合理定调。

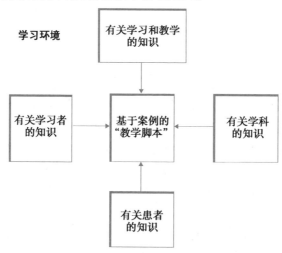

图1.1   不同知识领域有助于导师在临床环境中使用
独特的教学策略("教学脚本")

使用教学脚本模式,本质上是让教师了解自己、了解学习者和了解学习。本章将主要聚焦于了解自己,这是作为一名教师自我发展的一个重要部分。本章对如何了解学习者也提供了一些建议。了解学习是教师发展的核心要务。我们提供一份表格,总结了许多现有的常规教师发展机会。

知识框 1.1　优秀医学教育工作者的特质

了解学习者

- 知道学习者在特定的发展阶段应该能做什么、说什么或者表现什么。
- 知道如何使用观察和提问技巧判断学习者的知识和能力状态。
- 意识到同一个发展阶段的学习者之间存在先前知识和能力方面的差异。
- 意识到学习者不能自我改变他成长早期阶段的家庭或环境,因此必须努力从学习者的角度看待问题和挑战。

了解学习

- 了解行为主义、认知主义和建构主义的学习观。
- 了解主动学习技能的效益好处。
- 了解激励学习者的因素以及如何吸引他们的注意力。
- 了解学习者热情以及榜样行为如何影响他们学习。

了解自己

- 了解自己的教学价值观、理念和偏见。
- 批判性地反思教学经历。
- 定期寻求来自学习者和同行的教学评价。
- 运用评价结果促进自身发展。

了解如何运用有效的教学策略

- 使用问题探索思考,指导学习。
- 知道如何围绕核心概念组织解读。
- 为学习者提供聚焦且及时的反馈,并就自身的临床教学活动寻求反馈。
- 具有自我榜样意识。
- 知道如何有效利用时间以获取最大的教育效益。
- 知道如何在繁忙的教育和临床学习环境中确保学习者的安全。

了解自己

大多数关于教师发展的描述都是谈及教师应该能做些什么、应该知道什么等。然而，必须意识到，医学教师之所以成为教师，是源自他们作为学习者和从业者的经历，也即他们拥有丰富的临床、专业和教育背景。随着时间的推移，医生对学习和教学形成了强烈的内在信念和设想，影响着他们的教学实践。我们从教师发展的认知描述中了解到，教育者对教学的"先验知识"（即他们的理念、经验法则、教学习惯），对他们随后能够学会教学产生很大的影响。先验知识在塑造人们的关注度方面作用强大：哪些有意义？哪些值得学？在实践中，这就意味着教师可能下意识地拒绝一些新想法，这些新想法不符合他们秉持的信念，或者威胁他们改变固定的教学习惯。因此，如果你想成为一名更好的教师，发展和激励自我认识和批判性自我意识（也即对思维和实践的求知欲），是成长过程中的基本要求。

作为教师如何培养自我认识

也许，作为一名教师，最简单的了解自我的方法是养成坚定且持续的教学评价习惯。在这种情境下，评价即对你的教学赋予价值。你能够从两个常见的来源，即你的学习者和专业同行，寻求评价信息。

- 学习者能够告诉你他们听课时和被观察时的感受等。他们能够告诉你诸如此类的信息，比如，你的清晰度、语速、措辞和跟你在一起的安全感。学习者的安全，就像患者的安全一样，是优秀教师必须考虑的因素。学习者的安全是指学习者在和你分享他们的疑问、误解和怀疑时感到安全，不用害怕被奚落或被认为失礼。如果你开始把自己看成一名支持学生做成某件事的教练，而不是一名示范者，这就容易多了。

- 专业同行能够告诉你可能希望解释内容的通用性和全面性。他们还可以告诉你是否你正在发挥重要的教学作用，比如，探索开发学习者的思维，给予学习者表现的机会以及提供反馈。

评价的方式多种多样，评价的表格也有很多！最常见的表格是教学过程中或者之后发给学生的事后问卷（post hoc questionnaire）。认真地使用，也即如果你根据想要评价的内容定制问卷项目，评价问卷能够生成有用的数据用于反思。缺点是，问卷评价策略经常引起调查疲劳（survey fatigue）。而且，假如不更新或开发新问题，应答率会逐渐下降。最重要的是，假如学习者感觉你没有回应他们的批评和观察，他们就会停止参与评价。因此，关于使用评价问卷评价你的教学，最重要的要点是，你应该确保认真对待学习者的建议，并宣传针对学习者所做的改变。

还有其他一些更能促进了解学习者如何重视和体验你的教学的方法。包括：

1. 要求学生完成一篇 1 分钟论文（见知识框 9.2 演示技巧）。

2. 选择能主动与伙伴们谈论教学或教师的学生代表，以期向教师或管理人员提供反馈——学生代表提供学生的体验、他们正在学什么以及他们对你当教师时的体验等更详细的描述。

3. 在辅导课、大型会议或小组活动后，查看一小段学生笔记，了解他们正在学什么，以及正在关注什么。

4. 根据你所教授的内容或主题，考察学生在总结性评价中的表现质量。他们在考试压力下的表现能大致反映他们的学习情况，从而了解你的教学价值或有效性。

同行评价

同行评价包含要求一名同事旁听你的教学，或者观看你的教学视频。专业同行通过观察你正在做的事情提供非结构化的评论，或者使用结构化的观察量表，在你完成教学后提供反馈。非结构化的同行观察能带来一些非常整体的和创新性的观察，这将取决于同行观察者对教学、学习和学科的先验知识。另外，使用标准化的教学观察量表有助于同行反馈结构化，也有助于聚焦你想要同行观察的内容。

知识框 1.2 中列举了你可能想要同行观察的内容以及他们能够使用的教学观察量表。

知识框 1.2 同行观察量表和优质教学特点

供同行观察的优质教学特质

- 与学习者之间反馈对话质量。
- 能够判断或者识别学习者的知识和技能水平。
- 提供解读能力，构建概念性知识，辅助理解。
- 能够利用问题激发思考和兴趣。
- 能够建立安全的学习环境。
- 能够有效利用有限的教学时间。

同行教学评价量表

这些量表都可以在网上免费下载使用。非常重要的是，运用这些量表的出版物，包括报告，都应标注引用来源。

- 马斯特里赫特临床教学问卷（The Maastricht Clinical Teaching Questionnaire，MCTQ）

- 同行观察表,伦敦帝国理工学院[The Peer Observation Form(POF), Imperial College London]
- 同行观察量表,罗纳德·伯克,约翰霍普金斯大学护理学院[The Peer Observation Scale(POS), Ronald Berk, Johns Hopkins School of Nursing]
- 斯坦福大学教师发展计划评价量表[The Stanford Faculty Development Program evaluation tool(SFDP 26)]
- 专业素养迷你评估练习[The Professionalism Mini-evaluation Exercise (P-MEX)]

了解你的教学定位

我希望你总是能够努力评价自己的教学,你也可以通过采用众多教学定位评价方法中的一种来发展自我认识。20 世纪 80 年代,教师可以分为"以教师为中心"和"以学习者为中心"两种类型。以教师为中心的教师更有可能在教学中使用说教式的授课技巧,更有可能在向学习者传递知识方面将教学概念化。从以教师为中心的角度来看,学习事关接受和分类信息。以教师为中心的教学方法的控制权很大程度上掌握在教师手中。然而,以教师为中心存在着严重的问题。认知研究已经表明,学习者不会听教师说什么。确切地说,他们的先验知识、态度和兴趣等很大程度上决定了他们的注意力和能听进的内容。这就使人们认识到,以学习者为中心的教师更多关注学习者正在学什么、怎么学(而不是他们自己作为教师的表现)。这类教师能够更好地促进学生进行更深度、更有效的学习。这一观察结果导致很多教师定位评价量表的开发。比较知名的是"教学视角量表"(Teaching Perspectives Inventory),或者称 TPI。该量表能够让你对自己的教学隐性观点和见解概念化,也能为你更好地以学习者为中心提供指导。

从经验中学习:成为一名反思型教师

至此,我们已经讨论了外部证据来源的使用,比如,学习者、同行和标准化自我评估手段,以逐渐了解我们自己。有很多技巧可以让你从自己的经验中学习,其中认可度最高的是通常所说的"反思性实践(reflective practice)"。

反思,是一个具有许多潜在含义的术语。简言之,反思意味着"回顾和思考"。尽管这些思考能够产生见解和学识,但它们不会自动引起思维或实践的真正转变。然而,回顾过往就是很多人认为的反思。在教育中,反思性实践是指回顾过去,以期转变常规的思维和做事方式。1990 年,梅齐罗(Mezirow)以更批判性的视角描述了反思。

……批判性地意识到我们的预设如何及为什么会限制我们感知、理解和感受世界的方式的过程；重新制订这些假设，让其更具包容性、区分度、整合性和综合性；以及基于这些新的理解作出决定或采取其他行动的过程。

——梅齐罗（Mezirow, 1990）

对一名教师而言，反思性实践的主要目的是确保你的经验允许你质疑假设。习惯性的思维和行事方式是如何学习和如何教学的基础。有很多与反思性实践相关的技巧，比如，包括写日记或者网络日记。这些技巧让你记录下自己的经验，同时向自己（假如你愿意，也可以向别人）展示自己从经验中得到的启发。

了解学习和学习环境

成长为一名教师，不仅要开始了解作为一名教育工作者、教练和导师的自己，而且也要了解学习是怎样发生的，以及学习环境对学习内容和学习方式的巨大影响。尽管本章的大部分内容专用于论述自我认识在成为一名教师时的重要性，但其他几章讨论了解学习的话题，包括第一章，以及第三章至第六章。学习环境对学习的影响在第九章中也有详细介绍。表 1.1 概括了成长为一名教师的常规路径。本章其余部分将致力于厄比教学脚本模式的最后一个部分，即了解学习者。

表 1.1　明确的教师发展机会

教师发展机会	优点	挑战
证书/文凭/医学硕士/健康专业教育 你可以在相关网站上找到最新的医学教育硕士名单	• 提供一个综合性的教师发展项目 • 有机会遇见志趣相投的教学爱好者 • 很多国家为正式教学职位提供重要资质	• 难以将学术工作与临床和个人生活责任整合 • 现场课程要求大量的个人时间投入 • 线上课程让学习者感觉十分孤独 • 难以将学术和抽象的教育概念转变为现实的临床工作场所
教学奖学金	• 很多国家有 1~2 年的医学教师培训岗位 • 通常需要专门时间投入教学、教师发展以及临床工作 • 有时包括攻读医学教育更高学位或博士学位的基金或支持	• 教学奖学金不总是很好地匹配既有的毕业后住院医师项目 • 有些教学奖学金被用来推进临床研究，而不是教师发展 • 教学奖学金要求大量资金以使其可运行

续表

教师发展机会	优点	挑战
教师发展工作坊	• 在发达国家,这些是最常见和最可获得的教师发展形式 • 已经表明这些在改变思维和教学实践方面是有效的	教师发展工作坊提供的知识和技能往往不容易转化为在工作场所的实际教学工作
成立同行教师组	• 为培养教师提供重要的支持体系和激励机制 • 提供同行观察以及反馈的现成来源	• 难以成立和维持,尤其在各培训层级的医生中 • 要求持续地工作,以保持参与和贡献的动力
网络 2.0 机遇	• 有很多医学教育博主、在线开放课程等 • 绝大部分是非同步的,任何时间都可获取 • 大部分免费,并向发展中国家和发达国家所有人开放	有选择地订阅,相关消息推送将很快塞满你的收件箱

了解学习者

为了更好地教学,你需要了解一些关于学习者的关键事项:

1. 即使最近你曾处于学习者的角色或社会地位,你也不能像他们那样看待这个世界。这是因为你后续获得的经历、培训和反思已经使你的很多知识自动化和密集化。例如,回想你首次查房时必须报告一个病例,并考虑一下现在如何完成相同的任务。很多在当时需要付出努力和引起恐惧的事情,现在已经变得天衣无缝,几乎不需要认知上的努力。在我们像医生一样学习时,我们的许多知识变得自动化。我们使用很多思维捷径,如模式识别。你需要注意的是,给你的学习者传授知识时,需要循序渐进,以便于学习者跟得上你的思路。

2. 学习者正在参与一场持续的印象管理(impression management)游戏(你也是)。1959 年,戈夫曼(Goffman)在他的开创性著作《日常生活中的自我呈现》中描述道,在他人前面,我们行使身份和表现社交能力,以设计好的方式获得最有利于我们自己的评价。谈到了解学习者,这就意味着学习者正在努力以他们的言行给你留下印象。可悲的是,这代表学习者没有自我。确切地说,他们正在表现的思维、语言和行为方式,尽可能在别人心目中形成良好的印象。这是对学习者的重要见解,因为它解释了为什么要你创建一个安全的学习环境,在那里,学习者能够分享他们的疑问、误解和试探性判断(tentative estimation),不用担心你可能会瞧不起他们,或者嘲笑他们。

小结

本章主要聚焦于如何成为一名更好的教师,提升自我认识是主要途径。了解学习者、学习和学习环境也很重要,这也是本书的大部分内容。表 1.1 概述了教师发展的常见和更详细的方法。这些方法有很多优势,但归根结底,教学关乎作为教师的你与一名或多名学生之间的关系。在这个层面上,当你作为一名教师或榜样时,实际上你正在进行教育干预(educational intervention)。自我认识、了解并发展自己的意愿是成为一名更好的教师必不可少的方面。

参考文献

Goffman E. *The Presentation of Self in Everyday Life*. New York, NY: Doubleday, 1959.

Irby DM. How attending physicians make instructional decisions when conducting teaching rounds. *Acad Med* 1992; **67**(10), 630–638.

Mezirow J. *Fostering Critical Reflection in Adulthood*. San Francisco, CA: Jossey-Bass, 1990.

延伸阅读

Finlay L. Reflecting on 'reflective practice', 2008. *Online*: http://www.open.ac.uk/opencetl/sites/www.open.ac.uk.opencetl/files/files/ecms/web-content/Finlay-(2008)-Reflecting-on-reflective-practice-PBPL-paper-52.pdf. Accessed: February 2017.

Irby DM. Excellence in clinical teaching: knowledge transformation and development required. *Med Educ* 2014; **48**(8), 776–784.

McLean M, Cilliers F, Van Wyk JM. Faculty development: yesterday, today and tomorrow. *Med Teacher* 2008; **30**(6), 555–584.

Rogers CR, Scott KH. The development of the personal self and professional identity in learning to teach. In: Cochran-Smith M, Feiman-Nemser S, McIntyre J, eds. *Handbook of Research on Teacher Education: Enduring Questions and Changing Contexts*, 3rd edn. New York, NY: Routledge, 2008.

(译者:顾萍　审校:沈洪兵)

第二章

教育理论概述

概　述

- 思考以下三个层次：
  ◇ 宏观理论
  ◇ 中观理论
  ◇ 个人理论
- 检验一个教育理论好坏的标准不是对错，而是这个理论是否有助于解决教育实际问题或改进教学活动。
- 具有理论意识意味着能够用语言表达特定教育活动所遵循的原则。
- 任何教育活动的目标都应反映其理论基础。

引言

人们回避理论的原因正如下面的定义所示，理论概念看起来非常抽象。更糟糕的是，医学教育使用了一系列令人困惑的、明显冲突的理论。本章的目的就是帮助那些试图把所有问题都扔进一个标有"太困难"或"不必要"标签盒子里的人，开始探索理论，并为学习者和教师提供帮助。

理论：①假设或建立解释某些事物的理念，尤其是在独立的原则基础上去解释事物；②实践活动所依据的一套原则；③说明情况或证明行为正确的一种理念；④解释学科规则的问题合集。

——牛津英语词典（*Oxford English Dictionary*）

本章的目的是帮助读者：

- 在使用"理论"一词时感觉更轻松[1]；
- 了解：
  - 理论之间的差异；
  - 理论帮助教育工作者改进教学实践的案例。
- 尝试应用所学的知识。

什么是理论？

有效理论的本质是具有解释事物的能力。教育理论解释了学和教。他们不是可选的额外选项。无论教师是否意识到，理论指导了日常教学活动。

理论和定律的区别在于定律没有例外（图2.1）。许多科学定律都是从理论开始的。例如，欧内斯特·斯达林（Ernest Starling）在1918年提出，当心肌纤维被拉伸时收缩会更为有力。拉伸和收缩之间的关系是一种"理论"，它解释了可观察到的现象是如何联系在一起的，并预测了当一个变量发生变化时，另一个变量会随之变化。这个理论之所以现在被称为定律，因为它经过了实验室里的实验的反复检验。它解释了数量有限、易于测量的变量之间的线性、可预测的关系，并受到有限范围的环境因素（例如地高辛治疗等）影响。斯达林定律是典型的生物医学科学定律，它通过实验阐明了有限数量的可观察变量和可测量变量之间的因果关系。

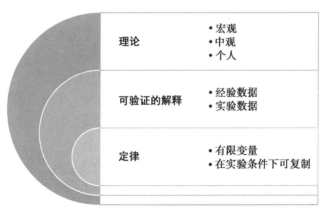

图2.1 从理论发展为定律

关于教育的理论是不同的，因为人类的互动，包括教育互动，很少是线性的，几乎不可预测，而且涉及许多变量。但模式（所谓的半规则性）是可以被

---

[1] 术语理论模型应被视为与理论具有相同的含义。

识别的。想象一下，你有一位上了年纪的亲戚，他好几次摔得很重，于是越来越焦虑，并且对自己越来越不自信。你的理论是她已经站得不稳了，每次摔跤都会进一步降低她的信心，进而使她更容易摔跤。但一根拐杖对她会有帮助。假设构建一个摔跤定律，你会发现有些人没有摔跤就失去了信心，但有些人则不会。你会发现这很难去测量，因为不同的人在摔跤和自信之间的关系有所不同。即便成功了，你也会发现摔跤是多因素导致的，哪怕是轻微的摔倒也会让一些人严重失去信心，反之亦然。你可能还会发现，痴呆症患者即使摔跤后也不会失去信心。

教育理论更像是摔跤，而不是心肌纤维的案例，因为它们处理的是真实人类环境中人与人之间的复杂性和变异性。它们不分对错，旨在有效地帮助解决现实问题。

有哪些类型的理论？

所有的理论都是合理的。重要的是你怎么处理它们。

——豪尔赫·路易斯·博尔赫斯（Jorge Luis Borges）

在你看来一个理论具有唯一性时，就把这看作一个迹象，表明你既没有理解这个理论，也没有理解它要解决的问题。

——卡尔·波普尔（Karl Popper）

宏观理论

马克思在 19 世纪通过历史唯物主义分析人类社会发展的基本规律，阐述资本主义内在矛盾，揭示人类社会未来的发展趋势。马克思主义理论具有方法论的意义，可以解释、预测事物发展的未来趋势，并在包括医学教育在内的众多领域中具有重要作用。马克思主义理论体系是一个完整的思想体系，或称"宏观理论"，能够帮助学者解决重要的现实问题。

个人化的理论

完全相反的是，你早上开车上班时所选择的路线也是一个理论，它解释了如何最快到达目的地，预测了附近主干道上的道路工程将导致延误，并提出了最快的替代方案。但这是一个非常个人化的理论，因为它不适用于其他人，比如优先考虑沿途美景而不是追求开车速度的人。"实践理论"和上班选择路线一样，支持我们个性化教育和临床实践。如果说马克思主义理论带有宏观性、整体性。那么"实践理论"则恰恰相反：它们往往与某一领域经验世界相关，带有一定的局限性。

中观理论

20世纪,美国社会学家默顿(Merton)创造了"中观理论",用来描述介于个人理论和宏观理论之间的理论。例如,研究人员可能会从学习马克思主义理论中受到启发,从而发展出一种理论,即模拟环境培训和工作场所教育之间的意识形态斗争如何影响医学教育。这种中观理论使实证研究成为可能,因为它能够在实践层面发挥作用,进行有效的解释和预测。

总而言之,对宏观理论、中观理论和个人理论的思考是有意义的,实现了从高概括性/低特异化逐步发展到低概括性/高特异化(图2.2)。本章的其余部分将举例说明理论之间的一些额外差异。

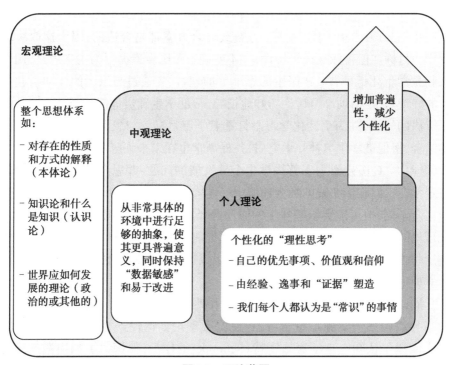

图 2.2 理论范围

为什么需要理论?

你不可能永远不停地"解释",你会发现你已经解释了"解释本身"。你不可能永远"看穿"事物,看穿某样事物的关键是通过事物本身去看穿事物。

——C. S. 刘易斯《人的弃见》(C. S. Lewis,*The Abolition of Man*)

案例 2.1　在疼痛门诊的早期临床经验

学校计划让医学生访问疼痛门诊,学习神经生理学中的疼痛为主题的教学模块。疼痛门诊教学团队讨论了如何帮助学生从访问体验中获得最佳的学习效果。A 医生认为,必须确保学生期末考试中包含有关镇痛药物的药理学问题,并确保提前告知学生。B 医生建议,团队应该让学生接触到慢性疼痛患者,开展小组讨论,汇报总结经验,并帮助学生设定个性化的学习目标。C 医生希望学生能与疼痛门诊的临床工作人员交谈,回顾学生个人的疼痛经历和他们家庭成员的疼痛经历,从而思考如何成为一名医生以帮助正在经受病痛的患者。

案例 2.1 中提出的任何一个方案或联合方案都是合适的,因为这取决于设置的目标。但目标往往是假设,并不明确。A 医生遵循行为主义思路,用考试刺激学生死记硬背。B 医生的思维更加理智,先通过与患者的互动引起学生的好奇心,再借助小组讨论巧妙地指导、帮助学生确定他们是否已经了解关于镇痛的知识,并为个性化学习制订重点学习目标。与患者接触和小组讨论相结合,将促进学生填补知识空白,并提高学生在未来临床实践中应用所学知识的能力。C 医生致力于解决学生个性发展的问题,并思考如何将他们的学习定位在实际临床实践的社会环境中。这样学生所学的知识与应试知识的性质完全不同,但可能会影响学生的职业选择。A、B、C 三位医生基于心理学宏观理论的不同分支进行了思考。没有证据能够说明哪个分支是正确的。因为决定是否事实重塑、是否更高层次的知识或追求的是最佳的教学效果,最终也是一种来自价值的判断。

同时,B 医生的建议还阐述了一种中观层面的认知理论,它明确而具体地指导教师如何实施小组学习,它说明了理论如何促进教育实践。显然,B 医生阅读了认知心理学家施密特(Schmidt)的作品,他探讨了如何激发学习者对自己的学习负责,并以持久和灵活的方式学习,而不是被考试焦虑所刺激。施密特认知心理学理论的实证应用确定了核心教育原理,具体见知识框2.1。例如,B 医生可能会应用这些原则来开始教学,让学生以头脑风暴的方式唤起他们对疼痛已有的认识,以便 "激活先前知识",因为这是学习新知识的重要前提。在临床环境中进行主题学习,将提高学生在临床情境中的应用能力。

> **知识框 2.1 基于问题小组学习的六个核心原则**
>
> 1. 你先前积累某主题的知识,决定你从该主题中能学到的内容。
> 2. 你必须通过主动回忆激活先前知识才能学习。
> 3. 知识是结构化的,这种结构化的方式使知识或多或少易于实践。
> 4. 如果在学习过程中通过讨论,对信息进行详细地阐述,将大大增强信息的存储和检索。
> 5. 上下文线索与知识一起存储,将有助于检索。
> 6. 内驱力越强,花在学习上的时间就越多,学到的也就越多。

现在看案例 2.2,这些干预都可以通过心理学的宏观理论、干预与学习结果联系起来的中观理论及有效性的证据来证明。它们提供了完全在你控制下的教育过程,并让你在短期内满足患者安全委员会(Patient Safety Committee)的要求。但是米勒金字塔(Miller's Pyramid,一种能力和表现之间关系的理论;图 2.3)预测"知道(怎么做)"不一定会导致实践中真的"做"。此外,4~6 年前基于上述原则的教育已经失败了,现在是时候采用另一种理论了。

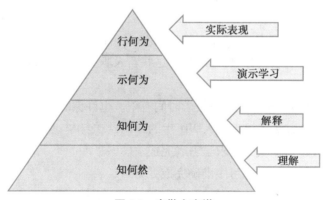

图 2.3 米勒金字塔

工作场所学习理论在医学教育中越来越受到重视。它发源于 20 世纪初十月革命后。在马克思和其他社会主义思想家的启发下,学者们提出了一种学习方式的设想,这种学习方式不仅仅主要存在于个人的头脑中,而是通过人与人之间的社会互动而产生的。这种新的思维方式认为,语言是个体思维和集体行动之间的纽带,代表了社会和文化传统,于是一个新的理论——社会文化理论诞生了。当代理论家包括美国的温格(Wenger)、芬兰的恩格斯特伦(Engeström)和澳大利亚的比利特(Billett),他们的社会文化研究和学术著作为教育作出了巨大贡献。工作场所学习理论认为,工作是一种社会性的实践,只有通过工作来学习。但是,非工作场所学习同样具有重要的准备和支持作用。我们通过在实践中具备工人的特性,最终成为工人。以语言为中介的社会交往是工作场所学习的核心媒介。

例如,温格所言,将住院医师、药剂师、临床导师、护士和你自己作为一个团队,把安全处方作为一个共同的目标,一起寻找可能出现错误的原因及错误的性质,并为避免出现错误,努力学习加强实践。患者安全委员会要求你针对错误作出改变,这种类型的反馈将成为整个团队共同讨论的主要内容。但讨论不应仅仅局限于初级住院医师会出现的错误上,所有成员都需要分担临床安全操作的集体责任,并对处方中自己承担部分的质量负责。在"无责文化"中这最能获得成功。比如,你可以通过掌握的资源请药剂师收集和反馈有关处方的错误信息,并供临床团队讨论。在非工作教育课程中,你可以邀请初级住院医师带来成功处方和错误处方的例子,所有人都可以从中学习。这将是一个完全符合社会文化原则的中观理论。

案例 2.2 改进初级医生的处方

你负责所在医院新入职医生的在职教育。患者安全委员会发现,新入职医生开的处方中,10% 的处方存在错误,有时是严重错误。于是要求你设计并实施一项教育项目,以帮助这些新入职的医生提高临床工作的安全性。

我们假设有一些资金,但教学时间有限。也许你的直接想法是通过以下一个或多个方法来提高新入职医生的知识、技能和态度:

- 设计在线学习模块并要求学习者完成
- 培训学习者在模拟练习中准确完成处方
- 在小型客观结构化临床考试(OSCE)或知识测试中测试学习者的能力
- 要求临床导师强调书写合格处方的重要性

小结

这一章介绍了一些宏观理论,这些理论指导我们构建和解决问题整个过程。解释了中观理论以及其如何与宏观理论兼容的问题。对比了社会文化和心理学的宏观理论,并展示了两者如何导致中观理论发生变化,并直接转化为教育干预。当代理论家雷·帕森(Ray Pawson)曾说过"干预即理论"。理论并不是与"现实世界"无关的东西。你每天每时每刻都在把理论付诸实践。本章鼓励你将这些理论以及支撑这些理论的假设带入自我认知,这样你就可以作出更明智的改变,并借鉴早期思想家的智慧来指导教育工作。

延伸阅读

AMEE Guides (various authors and topics): Theories in medical education. Association for Medical Education in Europe. Online: https://www.amee. org/publications/amee-guides. Accessed: February 2017.

Billett S. Guidelines for practice: integrating practice-based experiences. Australian Learning & Teaching Council, 2011. Online: https://www.mendocino. edu/sites/default/files/docs/work-experience/Guidelines_Integrating_ Practice_Based_Experiences_ALTC_9-11.pdf. Accessed: February 2017.

Mann K. Theoretical perspectives in medical education: past experience and future possibilities. *Med Educ* 2011; **45**: 60–68.

Schmidt HG. Foundations of problem-based learning: some explanatory notes. *Med Educ* 1993; **27**: 422–432.

Wenger E. *Communities of Practice. Learning, Meaning and Identity. Communities of Practice. Learning, Meaning and Identity.* Cambridge: Cambridge University Press, 1998.

（译者：张玥　钱文溢　审校：丁强）

第三章

探究式学习

概 述

- 在医学教育中,探究式学习一词包含了一系列小组学习方法。
- 探究式学习以学生为中心,采用建构主义学习理论,促进主动学习。
- 小组学习不仅有助于知识的获取,还有助于其他一些期望素质的养成,诸如好奇心、沟通技能、团队合作、解决问题、学习的自主责任、分享信息和尊重他人。
- 教师必须鼓励学生参与,以期达成教育结果。
- 教师培训和发展对于确保教师具备作为探究式学习促进者的相关技能至关重要。
- 学生也需要了解基本情况,理解所使用的学习方法和教师(学习促进者)的角色。

21 世纪的医学教育,已经从单向的教师向学生传递事实(以及对这些事实进行评估)的模式,转变为可以让学生与教师共同合作开发有意义且与情境相关的知识、技能和行为的模式。医学中的好奇心和探究意识是可以培养的技能,是发展良好的临床思维技能和养成终身学习行为的关键,学生要对自己的学习负责。

探究式学习(inquiry-based learning,IBL)涵盖了一系列的教育方法和技术(单个独立的学习事件、重复事件或某种纵向方法),让学生通过主动探索和批判性分析数据的过程,表达好奇心、求知欲,并回答问题。这些过程通常是以小组形式呈现的,但并非总是以小组形式呈现(知识框 3.1)。这种教和学的方法具有一些潜在的益处,不仅体现在学生通过获取、评估新旧知识以提升解决问题的能力,而且也有助于培养其社会行为技能,如团队合作、沟通和谈判。

这些通过早期学习和开发出来的素质,是现代医学生和医疗卫生保健专业人员临床职业生涯中所需要的关键专业技能。

知识框 3.1 探究式学习的特点

- 团队合作
- 自主学习
- 学生或小组可以按照自己的节奏学习
- 倾听
- 数据解释
- 概念阐释
- 创建知识
- 领导力
- 与相同或不同学科的人进行合作和谈判
- 提供和接受反馈的能力
- 通过反思来制订个性化的职业发展目标
- 文献的批判性评价

使 IBL 发挥作用:运用小组讨论

小组讨论(通常 8~12 人)是许多 IBL 的关键特征。小组讨论作为一种最简单的形式,可以让学习者在课程教学过程中,通过与教师或彼此交谈而参与其中。教学过程中,教师必须做好充分准备,愿意倾听,并鼓励全体小组成员参与。对新手教师来说,这可能会导致对教学活动失去控制,并回归到更传统的说教式"讲课"。教师的该项技能旨在通过使用适当的小组教学方法,保持对实现课程学习目标的全面关注,鼓励学生参与。因此,至关重要的是,教师要得到充分的培训和技能发展机会,才能发挥最好的作用。教师在特定小组 IBL 课程中的角色,将根据主题、时间和小组学习动力而变化,不同的角色参见知识框 3.2。

知识框 3.2 教师在协作学习小组中可能扮演的角色

- 主席
- 促进者 / 助推器

- 调节者 / 调停人
- 学科专家
- 学习环境管理者
- 倾听者
- 裁判员 / 仲裁员
- 唱反调者
- 总结者

知识框 3.3 总结了有助于确保小组 IBL 课程成功的主要特征。

知识框 3.3　如何使小组学习成功：框架要点

背景

- 理解教学环节在课程中的地位以及讨论的主题。
- 明了学生所处的阶段和水平。

学习环境

- 合理安排空间以支持学生参与。
- 介绍——确保学生彼此了解，认识你及你在教学环节中的角色。
- 描述你的教学目标。
- 预期管理——说明你对学生参与的期望。
- 自始至终地支持和共情——表示赞扬、认同和感兴趣。

设置场景

- 提出主题。
- 反思之前的工作。
- 介绍当前环节的学习任务。

正式开始

- 提出一个简单的任务，让学生成对或在较小的小组内仔细考虑，然后把它们作为一个整体任务布置给小组。
- 要求学生展示他们已准备好的书面作业。

让学生专注

- 要求学生针对特定话题展开讨论。

诚实

- 鼓励学生用不同的方式呈现想法——说、写、画等。

- 教师在回答问题时可以说"我不知道",然后与团队一起寻找解决方案。
  医学知识增长如此之快,没有一个教师能记住所有的信息。

提出有效的开放式问题

- "为什么……?"
- "你觉得……怎么样?"
- "你能解释一下……吗?"

随时关注小组学习动力

- 确保所有小组成员参与,并以适当的方式处理学习效率低的小组／个人。

结尾

- 回顾学习过程。
- 说明结论。
- 联系学习目标。
- 就下一次学习提出建议。

教师应接受模拟或观察实践方面的培训,以了解如何在小组不能有效工作的情况下进行管理。这可能是由于教材、教师的自信心和技能,或者小组学习动力的问题,比如:

- 占主导地位的学生
- 沉默寡言的学生
- 未参与的学生
- 爱开玩笑或爱捣乱的学生
- 讨论偏离了主题

教师必须随时注意小组中所有学生的需求,并时刻准备在情况发展到损害学生学习机会时进行干预。教师应该采取积极的干预措施,始终鼓励学生,提供方法,推动讨论朝着确定的课程目标前进。用父母对孩子(parent-child)的方式处理这种情境,通常会使情况变得更糟。因此,在这种情况下,教师应注意树立职业行为的榜样。

教师应该积极主动地引导沉默寡言的学生发表意见,或要求他们在小组内完成一个商定的任务。同样的方法,也适用于那些看起来脱离了学习过程的学生。针对那些出现"开玩笑"等行为的学生(意味着这些学生的注意力已分散),应以鼓励的方式,提醒他们注意学习目标。这些行为可能会掩盖一些潜在的问题,如学习或健康问题。教师应在课后通过个别谈话而体察入微。

通过在一次或一组课程讨论开始时花一些时间讨论小组参与的重要性，可以避免许多问题，从而促进与协作学习相关的通用技能的培养。如果时间和资源允许，使用视频材料介绍小组工作，可以非常有效地促进小组成员的参与和协作。

在时间和设施允许的情况下，使用录像来展示小组学习动力是非常有价值的。这可以为学生提供强有力的证据，以说明在 IBL 情境中，有效讨论所需要的和所学到的通用技能的重要性。

探究式学习的方法

基于团队的学习

基于团队的学习（team-based learning，TBL）是一种在大型或小型团队中灵活使用探究式学习的方法。它具有特定的结构，并具有以下核心设计元素（知识框 3.4）。在 TBL 学习之前，学生需要预先研习一套学习材料。学生被分为小组（理想情况下 5~7 人，以优化小组学习动力）。首先完成他们对 TBL 准备情况的自我评价，称为"准备保证测试（readiness assurance test）"，通常是以多项选择题的形式进行。随之，小组成员一起做同样的测试，允许相互之间讨论和学习，以便就他们的答案达成共识。所有的小组都应该就同样的问题进行讨论。然后，小组之间讨论答案，作为学科领域专家的教师（学习促进者）全程支持。团队技能和行为的同伴评价，可在某一次 TBL 学习结束时或一组学习结束后进行。

知识框 3.4　基于团队学习的特点

- 消化吸收之前的学习材料。
- 团队组建。
- 所有团队都有相同的任务。
- 准备保证测试——个人和团体。
- 小组内部和小组之间的即时反馈。
- 团队技能和行为的同伴评价。

基于团队的学习可以在课堂上使用书面问题，也可以在资源允许的实验室或临床环境中使用。事实上，已出版的 TBL 案例多种多样，并没有包括上述所有的特点，但它的好处在于可以减少"讲课"的内容，以更有意义的方式关注师生互动，而不增加课堂时间。

基于问题的学习

基于问题的学习(problem-based learning,PBL)是 IBL 的一种形式,已在医学教育中得到广泛认可。"问题"的呈现是学生探索发现的刺激因素,而教师(学习促进者)在引导学生探索发现过程中起着不那么积极的作用。PBL 牵涉到课程设计、人员配备和学习资源等方面,并对课表时间安排、工作量核算和评价方法有不同的要求。在资源贫乏、学生数量大的环境下,由于资金或物理空间的限制,或者缺乏足够的教师(导师),这种方法可能不可行。

在 PBL 中,学生使用案例上下文关联的"触发器"来确定自己的学习目标。触发器描述临床场景或其他数据,比如图像或视频、实验室数据、病理标本、真实或模拟患者。每一个"问题"或每一组问题都要花上一段时间,通常 1~2 周,通过小组、个人学习以及导师(可能是或不是学科专家)的合作来解决。无须进行课前准备。选择一名学生担任 PBL 学习的"主席(chair)",并指定一名书记员(scribe)或秘书以书面形式或通过音频/视频记录讨论结果。

PBL 导师的角色是促进学习进程、帮助主席维持小组学习动力、推动小组完成任务,并确保小组实现与课程团队设定目标相一致的适当学习目标。

PBL 与 TBL 不同之处在于,后者中学生运用课前准备获得知识,教师为学科专家,在向小组提供反馈、总结要点和解决推理错误等方面更为积极。PBL 小组不倾向于与其他小组明确分享他们的学习成果。TBL 通常需要较少的教师(学习促进者),因此它可能被视为一种更有吸引力的方法。在 PBL 中,有更多的机会进行开放式讨论和询问,而 TBL 通过"准备保证测试",更具结构化特点。TBL 通常不需要"讲课",因为这些都包含在准备工作中,可以在线授课。在 PBL 中,通常会提供少量的补充讲座。

基于案例的学习

基于案例的学习(case-based learning,CBL)是与 PBL 和 TBL 相关的另一种形式的 IBL。它运用创造性解决问题的方法,伴随有相比 PBL 更多的教师(学习促进者)参与指导,培养学生的临床推理和判断能力。书面临床案例包括一个有意义或复杂的临床情境,以及附带的数据。要求学生共同找出临床问题,作出鉴别诊断,并提出潜在的研究和治疗建议。学生可以在课程学习开始前获得准备材料。导师在指导讨论、纠正推理错误方面发挥着更积极的作用。学生设定自己的学习目标,识别出确认或反驳其诊断可能性所需的学习资源。CBL 形式上不需要像 TBL 那样进行"准备保证测试",但鼓励采用结构化方法,在临床情境中与专家(学习促进者)共同解决问题。一些人认为,这种方法抑制了好奇心,可能导致"默认讲课"内容(lectures by default),因此需要由训练有素的教师精心应对。与 PBL 一样,CBL 传统上不像 TBL 那样包括小组之间的反馈。CBL 有助于鼓励学生通过与所述患者特征相关的患者疾病表现(例如一名男子抱怨胸痛)进行学习,而不是将诸多导致胸痛的原因作为单独的学科领域进行学习。

基于项目的学习

基于项目的学习(project-based learning,PJBL)是 IBL 的另一个变体,以学习者为中心,促进学习,但不用"讲授"这种方式开展。这类学习是一个探究的过程:学生提出问题;在教师的指导下,通过研究项目创建一个源自初始探究而形成的知识体系,并能够通过精选的媒介(文本/视频/实物,或人工制品)来演示。与其他形式的 IBL 不同,PJBL 可能会持续很长一段时间。如果仔细选择探究的主题,会激发学生产生高水平的学习动机。教师(学习促进者)或导师(学习引导者)充当"脚手架工(scaffolder)",为学生提供支持,将其初步探究转化为更正式的项目成果,帮助学生弥合知识或技能上的差距。这种方法也可以用于团队而不是单个项目。

信息技术与 IBL

无论选择哪种 IBL 方法,都依赖于学生能够在需要时轻松地获取知识。互联网支持的设备无处不在,学习者几乎可以在瞬间获得前所未有的信息。如果 IBL 方法能够为未来的医生提供适合工作场所的技能,那么学生则需要接受培训,了解如何最好地定位、过滤和评估各种在线信息资源。信息素养技能是 IBL 课程的重要组成部分。

小结

探究式学习提供了一种有效的医学教育方式,支持学生掌握自己的学习需求和发展。各种 IBL 类型之间并不相互排斥,每种方法的最佳方面都可以而且也应该连贯地应用于课堂、临床和模拟情境下的课程设计和实施。这种教学方法也适用于各种不同类型的教师,从专家到同行或近似同行(peer or near-peer)导师,根据具体情况而定。团队合作是 21 世纪从事医疗卫生工作所必需的关键技能,这使得这些基于 IBL 的医学教育方法更具吸引力。教师和学生都需要接受适当的培训,以最大限度地发挥其效率。

延伸阅读

Dolamns D, Michaelsen L, Van Merrienboer J, Van Der Vleuten C. Should we choose between problem-based learning and team-based learning? No, combine the best of both worlds! *Med Teacher* 2015; **37**: 354–359.

Dyche L, Epstein R. Curiosity and medical education. *Med Educ* **201**; 45: 663–668.

Evans D, Brown J. Working in a group. In: Evans D, Brown J, eds. *How to Succeed at Medical School*. Oxford, UK: BMJ Publishing/Wiley Blackwell, 2009; pp. 71–87.

Hativa N. Teaching methods for active learning. In: Hativa N, ed. *Teaching for Effective Learning in Higher Education*. Dordrecht, NL: Kluwer Academic Publishers, 2001; pp. 111–129.

Ramsden P. Teaching strategies for effective learning. In: Ramsden P, ed. *Learning to Teach in Higher Education*. London, UK: Routledge, 1992; pp. 150–180.

Srinivasan M, Wilkes M, Stevenson F et al. Comparing problem-based learning with case-based learning: effects of a major curricular shift at two institutions. *Acad Med* 2007; **82**: 74–82.

（译者：喻荣彬　审校：喻荣彬）

第四章

课程设计

概　述

- 课程设计涉及一系列人际关系和设计规划的技能,这些技能均超出了一个良好的课堂师资或床边教学师资的能力范围。
- 课程设计者需要考虑产出(或结果)、内容和过程等问题,以确保良好的学习体验和效果。
- 良好的课程设计需要与期望效果的学习活动相匹配,并且考虑学习者的需求和意愿。除此之外,没有其他更好的课程设计方法。
- 课程评价过程应该与期望的课程效果相一致,要使用一系列的技术并贯穿于课程结构中。
- 评价和质量提升是课程的组成部分,其目标是通过生成的数据来检查课程是否达到预期的学习效果,以及如何改进课程。

本章旨在帮助那些负责开发和实施课程的工作者,从一系列简短的、相互联系的学习活动到整个课程建设——无论是他们自己,还是作为团队的一部分参与其中。本章定义了课程目标"是什么"和"为什么",以帮助教育工作者确定以下三个核心问题:

- 课程产出——学习成果应该是什么;
- 课程内容——课程应包含哪些内容;
- 课程过程或提供——如何组织学习和解决学习中的问题。

本章还确定了一系列目前可用的课程设计方法,并提供了一份课程设计清单,以确保组织者能够注意到影响学习者实现预期学习效果的一系列问题。

什么是课程？

在本章中，"课程"一词适用于各类学习活动，无论是关于特定主题或专题的简短系列讲座、研讨会，还是整个课程。"课程"的共同特征是它具有多种学习活动，这些活动之间具有连贯性，并且围绕共同的总体学习目标。

没有一门课程是一座孤岛：情境中的课程

负责一门课程需要了解课程所处的组织框架和学习活动，并认识到"利益相关者（stakeholders）"的兴趣，关于教什么、教谁和如何教（知识框 4.1）。课程设计和实施还需要良好的沟通和谈判技巧，需要与课程委托部门、共同设计者以及授课者、管理者进行沟通和协商。

知识框 4.1　利益相关者

学习者并不是课程唯一的利益相关者。课程设计者需要确定谁会影响课程的设计和实施，以及如何处理这种影响。例如，如果你的课程是向英国国家医疗服务体系信托基金会（NHS Trust）讲授医疗卫生保健工作的安全与质量，则利益相关者应包括国家医疗服务基金会、护理质量委员会、患者代表及专业团体。

为确保学习者在学习中能够最大程度获益，课程设计者需要了解学习者所有既往学习过的与课程相关的内容、正在以及即将学习的内容。同样重要的是，对于任何课程，无论看起来多么新奇，都不是完全从零开始发展起来的，总会存在类似的或已有的其他课程，或围绕相似学习目标的活动。仔细检查会发现有些是有效的，有些是无效的。这将有助于课程的设计和实施，甚至有助于促进课程达到外部质量标准。

设计课程需考虑的三个关键问题

存在一些影响课程设计和实施的关键因素，这些因素可分为三个主要领域，即产出／结果、内容和过程（图 4.1）。以下各节将解释这些问题，并附带知识框，提供说明性示例。

产出——本课程的目的是什么？

令人惊讶的是，这一步骤常被忽视。例如，教育工作者决定为医学生开设一门关于批判性评估技能的课程，接着就开始考虑课程应该包括什么内容以及由谁来讲授。然而，对最终产出，即课程的学习者应该知道什么或能够做什么,应是课程设计和实施过程中所有其他决策的核心内容(知识框 4.2)。

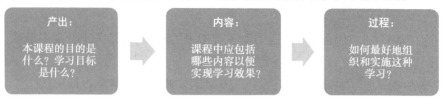

图 4.1 设计课程需考虑的三个关键问题

知识框 4.2 产出——示例:为初级医师设置的关于药物和临终关怀的课程

这门课程应该产生什么结果?

初级医师在患者生命即将结束时,能够熟练地为患者开出缓解疼痛和控制其他症状的药物。

预期的学习成果是什么?

课程的学习者应能够安全有效地开出缓解疼痛和控制症状的药物,设置注射器驱动装置,帮助患者、护理人员和其他工作人员选择临终关怀药物,并且应该知道何时以及如何寻求专家建议。

本课程的内容应该是什么?

一旦确定了课程的目标,就要考虑在课程中应该包含哪些内容才能实现这些目标。这不仅包括确定教学内容是什么,还要包括教学水平以及评价方式(知识框 4.3)。

知识框 4.3 内容——示例:为初级医师设置关于药物治疗和临终关怀的课程

为达到预期的学习效果,需要解决哪些知识、技能和职业态度问题?

知识——关于药物剂量和处方的知识;关于法律、职责和临终关怀的知识。

技能——开具处方,包括管制药物的处方;设置注射器驱动装置;与患者和家属沟通。

职业态度——与临终姑息治疗有关,包括在无法治愈时对患者进行护理和症状控制,这些应是富有同情心的整体方法。

应该如何评价学习?

为了检查所有领域的学习情况,可能需要综合运用多项选择题、直接观察书面记录和带有反馈的沟通技巧、设置注射器驱动装置和在处方笺上开具药物的实践技能、基于场景的书面工作等。

谁应参与课程设计与实施?

姑息治疗学科专家、药剂师、精通教学前沿的同行、患者和家庭代表都可以在课程设计中发挥作用。

学习活动应该如何组织和实施?

在考虑课程内容的同时,还应注意课程的整体。何时、何地以及采用何种方式,对学习效果有着深远的影响(知识框4.4)。

知识框4.4 过程——示例:为初级医师设置关于药物和临终关怀的课程

应该如何组织学习?

与传统的先理论后实践的方式不同,更为综合的方法可以帮助学习者理解他们正在学习什么,以及为什么要学习。

如何提供学习机会以达到预期的学习效果?

小组讨论、模拟教学、场景的使用和非常简短的讲课组合可以实现学习目标。

应该在何地以及如何进行学习?

这应该是一项小组工作,如果可能的话,应使用技能中心,辅以其他的在线资源和讲义。

课程应该什么时候进行?

如果课程能够接近学习者第一次需要处理临终关怀处方时,那么学习可能是印象最深刻的。持续数周或数月的学习,将能够充分充实学习者的实践经验。

如何促进学习?

一大批专业人士、医生、药剂师和姑息治疗护士应参与其中,并促进学习。患者代表还可以帮助将学习重点放在患者需求上。情景和真实案例将更有助于学习。药物图表填写和注射器驱动装置操作等实践是最佳的学习促进方式。

课程设计方法

这里必须说明的是,设计课程没有单一的最优方法。相反,应考虑与先前确定的"产出"相关的方法,还应考虑课程开设的情境、可用资源(包括物质资源和人力资源)以及学科领域教育文化和历史。因此,课程设计方法要与目的和情境相适应。

有许多现代的课程设计和教学方法可以参考,表 4.1 举例进行了说明。

表 4.1 现代课程设计和教学方法

方法	样例	优势	潜在问题
整合	在三年制护理本科课程中学习临床实践技能	• 贯穿其他所有知识的一条垂直的学习"线" • 学习是在特定情境中进行的,可以与实践操作、患者护理相结合	• 学习者难以识别(和重视)非标准模块中的学习机会 • 难以长期监控零星的学习活动
基于问题的学习	本科医学课程	• 培养具有终身学习能力的自主学习者 • 在特定情境中学习	• 需要在教学方法上进行"革命" • 需要广泛的师资培训和持续支持 • 需要大量的"前期工作"来设计有效且有意义的案例学习活动
远程学习	在线获得感染控制培训证书	• 低成本 • 允许忙碌的专业人员自主学习	• 设计需要教育技术技能 • 学习者可能缺乏与素材、教师和其他学习者的接触
混合式学习,一种面对面学习和远程学习的混合	继续教育发展项目——健康指导	• 成本效益高 • 通过与其他专业和课程负责人的讨论和模拟学习作为自主学习的补充	• 学习者参与的不同步性让教师难以提供反馈和支持
模拟	高级创伤和生命支持课程	• 安全的技能练习 • 多专业 • 在团队环境中学习	• 模拟需要专用且昂贵的资源 • 模拟环境和真实环境之间的差距可能很大,因此难以衡量学习者真实的能力

评估、课程评价和课程回顾

评估和评价是课程设计不可或缺的一部分,而不应事后才考虑。评价方法和评价内容要与学习目标紧密关联。如果课程是关于发展复杂技术或专业技能的,那么评价将需要持续进行,包括直接观察和提供反馈,以形成持续的学习。如果课程承载某种形式的认证,评价工作要与认证机构的要求以及学习者的需求保持一致。可以在整个课程过程中或程序化方式中,使用各种评价手段,如档案、持续测试和再测试及自我评价。这可以最大限度地促进学习,提高学习总体评价的有效性、可靠性和可行性。

如同所有的教学活动一样,课程需要进行定期审查,这种审查应是主动的,而不是被动进行的。学习者、机构、专业团体指导、劳动力需求以及理论和证据均会随着时间的推移而发生变化。如果只在课程开始出现问题时才进行干预,就会导致对课程开发存在向后看的状态,仅关注问题而非关注持续质量改进的目标(图 4.2)。

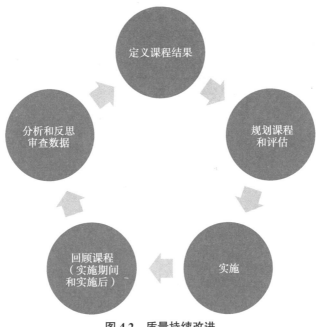

图 4.2　质量持续改进

动态课程

在卫生专业人员的教育中,课程的质量和成功与否,对广大的利益相关者而言非常重要,利益相关者包括潜在学习者、当前学习者及其雇主和主办机构、课程设计者和提供团队、资助组织、监管机构、未来的雇主和患者。

在课程设计阶段,重要的是确定有意义的和切实可行的方法来获得评估数据,并确保有课程评估数据的响应机制,特别是在有长期或大量评估数据的情况下。

关于课程评价还有两个要点需要说明,特别是由资助者或委员会负责评价的课程。首先,课程开发和实施往往没有明确的分界线。在某种程度上,新课程是在旧课程的基础上建立起来的。通常会在现有课程中"试行"新课程,并在收到早期评估数据时对其进行调整或重大改变。此外,我们确定的目标和实际行动并不完全等同。因为教育是一种复杂的社会互动,课程依赖于教师来阐明和解释课程设计者的意图,而教师却并非课程设计者。

由于这些问题的存在,很难完全用定量的方式评价新课程,尤其是通过"前后"来比较。相反,课程评价需要对学习者体验、学习成果进行丰富的描述(图4.3),包括评价结果、教师反馈,并在可能的情况下,分析学习对实践应用的影响。

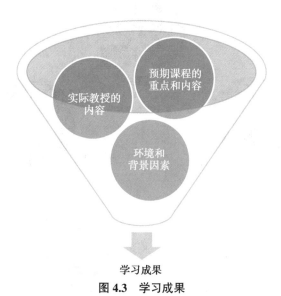

学习成果

图4.3　学习成果

知识框4.5提供了一份清单,对本章内容进行了总结,帮助课程设计者创建有效的课程。

知识框4.5　课程设计检查表

● 课程的听众是谁? 他们想要什么或需要什么?
● 在本课程之前学习了哪些内容,在本课程之后将学习什么? 谁是本课程的利益相关者? 他们对本课程中将会发生的事情有什么影响?

- 本课程的"产出"是什么？完成本课程的学习者需要具备什么能力？
- 预期学习的性质是什么？需要提供哪些活动以及用什么顺序来达到期望的结果？应该包括什么内容？如何处理这些内容？
- 教师、教辅还是两者都需要参与本课程的设计和实施？
- 为实现所需的学习活动，需要哪些人力和物力资源？
- 如何检查学习情况？
- 课程实施期间，如何获得课程进展的反馈，以便作出修改？

延伸阅读

Biggs J. Enhancing learning through constructive alignment. *Higher Educ* 1996; **32**: 437–64.

Grant J. *Principles of Curriculum Design*. Understanding Medical Education monograph series. Oxford: Association for the Study of Medical Education, Blackwell Press, 2006.

Harden RM, Crosby J. AMEE Guide No 20: The good teacher is more than a lecturer - the twelve roles of the teacher. *Med Teacher* 2000; **22**: 334–347.

McKimm J, Barrow M. Clinical teaching made easy: curriculum and course design. *Br J Hosp Med* 2009;, **70**(12): 714–717.

Strobel J, van Barneveld A. When is PBL more effective? A meta-synthesis of meta-analyses comparing PBL to conventional classrooms. *Interdis J Problem-Based Learning* 2009; **3**(1): 44–58.

Van der Vleuten CPM, Schuwirth lWT, Driessen EW et al. A model for programmatic assessment fit for purpose. *Med Teacher* 2012; **4**: 205–214.

（译者：王建明　审校：王建明）

第五章

教学资源开发

概　述
- 大量的教学资源适用于医学教育。
- 采用激励式深度学习法,促进新技能和新知识的应用。
- 以学生为中心、互动性强、基于循证医学的教学资源。
- "6A"法提供了开发教学资源时所需考虑的六大要素。

引言

近年来,临床治疗逐渐从"以医生为中心"转向"以患者为中心",教育的重点也同样逐渐从"教"转向"学",由"以教师为中心"转向"以学生为中心"。过去,教学可能只是一个传授知识的过程;而发展至今,教学更注重于"帮助学生成为具有自我导向和批判意识的个体,使之能够理解并开拓不同的思维方式"(Brookfield,1985)。明确教师是学习的促进者这一概念将有助于教学资源的开发。教师应该通过激发、帮助和引导学生,培养学生的自主学习能力,而不是陈述、传达方法和观点。

由于当今医学教育的资源和时间相对有限,因而在开发教学资源时,把重心着眼于关键领域。教师在备课过程中需要有充足的课前准备和完整的教学计划,这是高质量教学的基础。因此,在开发教学资源上投入更多的时间,教学过程将更加顺利、更加有针对性。与此同时,让教师更加明确自己是学习的促进者,让学生更加明确自己是学习的责任人。在本章中,我们提出了一种新的"6A"法来开发教学资源,以帮助教师实现关键目标(图5.1)。

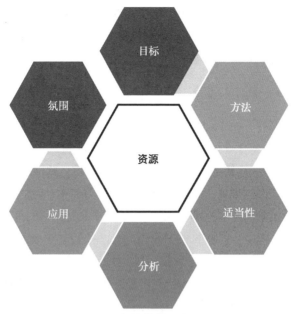

图 5.1 开发教学资源的 "6A" 法

目标——学习目标明确化

学习目标或预期学习成果,是课程设计的重要组成部分,可以有效提高教育资源的质量(知识框 5.1)。布鲁姆(Bloom)等人于 1956 年提出了"学习目标分类法",将学习目标划分为几个层次。其中,认知层次往往最受重视,并被进一步细分为多个方面,每个方面都需要愈发复杂的思维。布鲁姆将这几个方面命名为"知晓""理解""应用""分析""综合"和"评价"。为了鼓励批判性思维,他设定了具体动词,阐明并强调学习目标所需的认知和技能。

知识框 5.1 学习目标 / 成果示例
仔细考虑选择的动词:
- 你将能够**列**出学前疫苗接种计划。
- 你将能够**解释**邻居的咨询模式。
- 你将能够借助模型**演示**膝关节穿刺吸引术。
- 你将能够**明确**布鲁姆等人的文章中的关键点(1956)。
- 你将能够**制订**一项计划以促进流感疫苗的接种。
- 你将能够**批判**布鲁姆分类法在医学教育中的应用。

使用分类法不仅有助于教师专注于教学,还能确保学生对自身所需达到的学习水平及相应的学习方法有清晰的认知。此外,将学习目标具体化,也有助于选择适宜的评价体系考核学习效果。

适当性——确保教学资源与学生的适配性及多样化

诺里斯(Knowles)在 1980 年早期便提出“成人教育”这个观点,并将其归纳成专业术语以引入日常应用。他指出,成人教育的基本原则之一便是成人学习的方向将愈发顺应其相应社会角色的发展需要。其他学者也认同了这一观点,如果课程内容与现实需求相关联,那么学习将变得更加高效。因此,在开发教学资源时,应当把学生的未来工作角色与需要具备的能力水平相契合,明确他们学习这些知识、技能的根本原因。

随着时代的发展,科技也越来越多地运用于医学教育领域。科技应辅助学习,并与预期的学习成果紧密结合。卡罗尔(Carroll)等人在 2009 年开发了一个算法框架,用于评价学生的线上学习项目。他指出,若能解决线上学习在“课程设计与展示”“灵活性”“交流互动”“支持”和“理论验证”这五个方面的不足,学习体验将得到大幅提升。卡罗尔强调,开发能够使学生间高效交流互动的课程,将有助于增强医疗卫生保健专业人员的线上学习体验。

除了线上学习外,还有各种不同的教学资源适用于医学教育,包括指南、讲义、PPT、电影、模型和模拟器。使用适当的方式激发学生的学习兴趣可提高学习效率。比如模拟练习可以补充、完善线上学习方式;小组学习结束后,可以进行线上会议讨论。要始终确保教学资源与最新的指南和循证实践保持一致,并适时提供参考。

分析——将复杂的任务分解成可管理的步骤

加涅(Gagné)定义了五大学习层次,并提出每个层次都需要有与之相对应的个性化教学方法和学习方法(知识框 5.2)。他明确指出,学习的过程应当由低层次向高层次逐层递进。在应用此方法的过程中,学习目标被逐步分解,教学过程也得以逐步进行、循序渐进,从而在一项技能上建立另一项新技能。通过这种方式将复杂的学习目标解构分析,有助于形成相应的逻辑序列,进而考虑如何最好地实现这些目标。综上所述,通过该分析方法对学习目标进行分解,将有助于以整体方法构建与简化教学资源。

> **知识框 5.2　加涅的学习领域（Gagné & Briggs,1974）**
> - 智力技能（使用规则解决问题）
> - 口头信息（回忆和陈述信息）
> - 认知策略（开发解决问题的新想法）
> - 运动技能（执行身体动作）
> - 态度（选择以特定方式行事）

应用——鼓励新技术、新知识的应用

由科尔布（Kolb）和弗赖伊（Fry）在 1975 年提出的科尔布学习周期（Kolb's learning cycle）是成人学习中最广为人知且应用最为广泛的描述性模型之一。科尔布将学习划分为四个阶段,从实际经验开始,经过反思、抽象概念化和主动实验四个过程。该循环被视作一个螺旋模型:将实验变成一种新的体验,进而导致进一步的反思。可以用布鲁纳认知理论中的螺旋式课程进行类比,通过重新评估实验的复杂程度,不断深化主题,加强对理论知识的理解。"主动实验"代表理论知识和技术在实际操作中的应用,被视为学习的重要组成部分。教学资源不仅可以将新理念和新技术付诸实践,还能将后续课程与当前热门话题及未来学习需求有机地联系起来。在课后,应布置基于现实问题的作业,并将实践活动作为课后作业的一部分,这也是鼓励主动实验的一种方式。

方法——鼓励深度学习法

1976 年,马顿（Marton）和赛略尔（Säljö）研究了大学生阅读文献时所采用的方法。他们发现,有些人认为文章仅是由一系列的事实串联而成,而另一些人则试图分析、理解并努力探寻文章背后所隐含的深层意义。作者将这两种阅读方式分别称为"浅表阅读"和"深度阅读"。采用深度阅读方式的学生,往往能够更好地回答关于文章的一系列问题,并且对其中的内容有更深刻的理解。通过对教学资源内容的设计,鼓励学生运用深度学习。相比起单纯地罗列知识点,如果能在学生提出问题的同时提供相应的指导,这将有助于促进其对知识的深入理解,而非仅仅是对知识点进行简单的重复记忆。同样,布置一些问题导向性的课后任务,并进行论据收集、个人评估和课后反思,可以让学生收获个性化的学习体验,并激励他们对知识、问题的不断探索。这种在课前提出课程相关的思考题,让学生进行课前预习思考后再进行授课的方式,比先授课后提问的方式更能激励学生运用深度学习法。多一分思考,多一分收获,教学效果将大有不同。

1982年,霍尼(Honey)和曼福特(Mumford)提出了一套与科尔布学习法各个阶段相对应的学习方法,并将其概括为行动型、反思型、理论型和实用型。因此在开发教学资源时,教师应意识到不同的学生有着不同的学习方法。侧重于理论知识的教学资源很难引起行动型学生的注意,而理论型学生则想知道他们该如何应用这些信息。所以在为学生开发教学资源时,应综合使用不同的教学方法,这将有助于提高不同类型学生的学习兴趣。

氛围——营造支持性、激励性的教学氛围

教学氛围通常包括教学、学习支持、评价和课程管理。在开发教学资源时,我们应专注于激励、支持学生,正如马斯洛(Maslow)需求层次理论在学习过程中的应用,它强调达成个人成就、实现个人潜能的重要性。教与学的氛围应当是一个和谐且相互尊重的氛围,结合教学和教学资源,启发并激励学习者。教学资源应当结构化,采用多种学习方法,并鼓励学生主动学习。教学进度和教学资源应与不同能力的学生相匹配,并尊重不同的文化、价值和信仰。定期对教学资源进行评估,可以保证"教"与"学"之间相互依存的关系,并通过这一过程来激励学生积极向上。

小结

不同的学习方式和个性特征使得每个学生都是独一无二的,都有自己独特的学习方法。因此,我们的模板仅作为一个指南供大家参考(知识框5.3)。我们应当注重学生对教学资源的反馈,并将其作为一项日常工作持续开展,这不仅可以帮助教师归纳总结自己的教学方式与技巧,并有助于教师与学生建立"教"与"学"的伙伴关系。身为一名医学教育工作者,我们何其有幸能够参与到医学教育这项庞大而宏伟的工作中,这是一项充满乐趣的工作。我们不断开发教学资源,定期反馈、评估,并不断加入更多的想法,敢于创新、追求卓越,在医学教育的道路上不断前进。

知识框 5.3 使用"6A"法开发教学资源的实用技巧

目标——具体说明你的学习目标

- 明确学生对学习内容的根本需求。
- 具体说明预期学习目标并恰当用词。
- 确保任何评价都适合学习目标。

适当性——教学资源与学生的适配及多样化

- 将教学与实际学习需求相联系。
- 使用多类型教学资源以加强学习效果。
- 确保教学内容的前沿性与循证性。

分析——逐步实现学习目标

- 将学习目标按学习内容分解。
- 制订分解后学习目标的逻辑顺序。
- 确保学习过程的渐进性与递进性。

应用——促进新技术、新知识的应用

- 鼓励理论知识应用于实践。
- 开展问题导向性的课后练习与活动。
- 深入评价课程主题,不断加强实践能力。

方法——鼓励深度学习法

- 以学生为中心的教学方法。
- 以提供指导代替单纯授课。
- 考虑学生的学习需求和学习风格。

氛围——营造支持性、激励性的教育环境

- 营造支持、友好、安全的学习环境。
- 开发具有激励作用的教学资源。
- 评价教学资源的有效性以改善实际应用;参与教与学的过程以激励学生。

参考文献

Bloom BS, Engelhart MD, Furst EJ et al. *Taxonomy of Educational Objectives: The Classification of Educational Goals. Handbook I: Cognitive Domain.* New York: David McKay Company, 1956.

Brookfield SD. Self-directed learning: a conceptual and methodological exploration. *Studies in the Education of Adults* 1985; **17**(1): 19–32.

Carroll C, Booth A, Papaioannou D et al. UK Healthcare professionals' experience of online learning technologies: a systematic review of qualitative data. *Journal of Continuing Education in Health Professions* 2009; **29**(4): 235–241.

Gagné RM, Briggs LJ. *Principles of Instructional Design*. New York: Holt, Rinehart, and Winston, 1974.

Honey P, Mumford A. *Manual of Learning Styles*, London: Peter Honey Publications Ltd, 1982.

Knowles M. *The Modern Practice of Adult Education: From Pedagogy to Andragogy*. Englewood Cliffs: Prentice Hall/Cambridge, 1980

Kolb DA, Fry R. Toward an applied theory of experiential learning. In: Cooper C (ed.) *Theories of Group Process*. London: John Wiley, 1975.

Marton F, Säljö R. *On Qualitative Differences in Learning: Brit J Educ Psych* 1976; **46**: 4–11.

（译者：严斌　孙雯　审校：严斌　陈玥　陆晓庆）

第六章

营造安全高效的学习环境

概　述

- 医学本科生和研究生主要在临床和非临床环境下学习,但不同环境中学习的性质也不尽相同。在临床环境中,很多教学不是常规的方式。
- 为了获得高效的学习,从正式教学到经验学习的转变时,学生需要安全感并得到支持。
- 教师了解教学的基本规律可以提升学生的学习体验。
- 学习者充分利用学习机会时,需要获得支持和指导。
- 多种教育模式可以在实践中混合应用,这可以帮助教师营造一个安全高效的学习环境。

引言

教育环境对促进高效学习有重大影响。对学生和实习生来说,教室、病房、患者家、手术室都可以成为学习场所。同时,虚拟学习在提供教学资源、记录和反馈学习过程等方面的参与度也越来越高。社交媒体也方便了学习者与其他学习者之间的互动交流。学习者在这些不同的环境中积累的社会经验,以及医疗环境的包容与排斥程度会对他们学习内容的掌握程度产生重大的影响。

了解教育的社会文化模式对于设计临床实践教学有很大帮助。1991 年,麦基罗(Mezirow)提出转化式学习(transformative learning),此学习模式是建立在学习者、同伴和"更博学的人"(教师、资深的同事、其他学习者)之间的社会性互动上,在此过程中,学习者对已有经验和知识体系进行构建与更新。莱夫(Lave)和温格(Wenger)(1978)则认为,参与有意义的活动及社区实践时产生的学习活动,有助于提升学习效果。该模式让学习者通过"合法的边缘性参与"成为社区实践的一员,并且随着参与度的提升,他们的学习效果也不断提高。在临床环境中,要确保教学环境充分支持和鼓励学习者学习,同时也要确保学习者和患者的安全。此时,教师的任务是在确保患者安全的前提下,鼓励学习者学习并提升他们的学习体验。

然而,现代医疗卫生服务中的临床压力可能会加大这种学习模式的难度。但可以通过应用一些基本教学原则,同时保障学习乐趣和学习安全,这将对学习者的体验产生巨大的影响,最终让学习更加有效。

马斯洛需求层次理论

亚伯拉罕·马斯洛(Abraham Maslow)描述了一个实用模型,可以帮助理解学习者的学习动力,引导教师设计和支持学习者学习(图 6.1)。从基础层面来看,该模型探讨了学习者的心理和生理需求。从满足最基本的需求水平,逐渐发展至自我实现水平。在这种状态下,学习者真正融入并发展自我。但如果学习者的基本需求没有得到满足,那么他们就无法进一步发展。该模型通常以金字塔的形式呈现,自我实现需求在顶端,下面的几层则被称为缺失性需求。

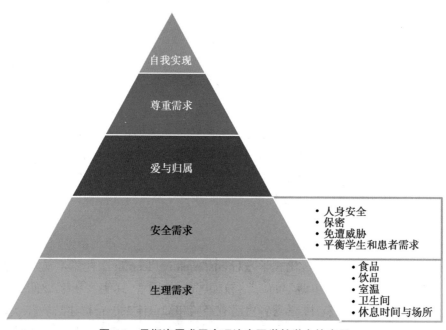

图 6.1 马斯洛需求层次理论在医学教学中的应用

知识框 6.1 表明,马斯洛原则可以应用于医疗场所的教学。在临床实习或教学活动开始时,提前做好基础工作有助于营造一个安全的学习环境,这对学习动机有很大的影响。当教师讲授相关知识时,这一作用将会得到增强。这解释了学习如何影响学习者的发展、各类考试中的表现以及作为未来的临床工作者该如何学以致用。

知识框 6.1　马斯洛需求层次理论在临床教学中的应用

马斯洛需求层次	实践意义
自我实现	学生是否具备足够的知识? 是否鼓励学生认清自己的长处和短处? 学生是否得到鼓励和支持性的反馈? 是否鼓励学生进行反思?
尊重需求	学生是否感受到被重视? 学生是否得到描述性和支持性的反馈? 学生的观点是否得到尊重? 学生是否表现出尊重? 教师的角色是否符合职业行为规范? 教师是否避免非建设性批评? 教师的反馈是否公正且公平?
爱与归属	学生是否感到受欢迎? 如何向工作人员、团队和患者介绍学生? 教师是否努力记住学生的姓名? 教师是否有兴趣了解学生及其相关背景? 是否了解学生的认知水平或学习经验? 学生是否被鼓励参与并成为学习社区的一员? 例如,赋予学生特定的角色和任务。
安全需求	学生是否感觉受到威胁? 教师是否尽量避免羞辱学生? 学生是否得到足够的支持和安全感? 患者是否为教学做好了准备? 是否要求学生做一些他们不熟悉的或准备在真正的患者身上实践的操作?
生理需求	房间是否过热或过冷? 是否保证各方隐私? 学生是否清楚洗手间在哪里? 学生是否清楚休息 / 吃饭 / 喝水的时间?

关于学习环境的改变如何影响教与学的例子,见知识框 6.2。

知识框 6.2 学习环境的改变如何影响学习过程?

要求你去为最后一年的医学生讲授一节关于急性肾病(acute kidney disease,AKD)处理治疗的课程。按照以往经验,你提前准备好附有血液检查结果的 PPT、扫描好的检查图片以及讲义。

当你到达那天,提前预订的教室出现问题,不能放映 PPT,而讲义的字体太小,无法阅读。换成只有 6 个椅子的小房间,还有一个挂图可以使用。

于是你让学生先自我介绍,了解他们对 AKD 前期知识的掌握情况,并询问他们不理解的部分。

你决定以最近入院的 3 个患者为例进行讨论。通过介绍病史,分发血液检查结果,逐步开展教学。你给学生们展示真实的检查结果和可用药物目录。

在课程结束时,你让每个学生说出他们在本节课中学到的 2 个知识点。

你发现这节课的反馈比以往每一次教学都好得多,学生认为这节课程真的很实用。为什么会发生这样的结果?

医疗背景下的学习环境

既作为学生,也作为实习生,处于医疗环境下的学习者将体验多种多样的学习环境。这些环境广义地被认为是:

- 临床的
- 非临床的
- 虚拟的

可能包括:

- 理论课阶梯教室
- 辅导教学、研讨会和床边教学
- 临床技能实验室和模拟教学中心
- 病房
- 门诊和全科诊室
- 患者的家
- 麻醉室和手术室
- 急诊室、急诊住院部和重症监护室

在任何情况下，教师都有责任提供安全的学习环境，支持学习者的个人学习，同时做好学习者群体的管理工作。知识框 6.3 阐释了构建学习环境的重要性（同时参见图 6.2）。

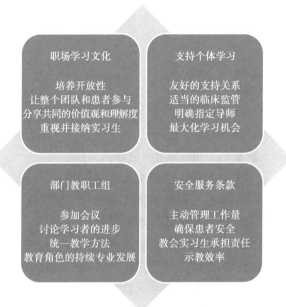

图 6.2　学习环境——定位教师角色（NACT，2007）
良好的学习环境对工作场所的要求主要分为四个方面。这些方面应该尽可能地适用于临床团队的所有成员。图中的简要内容是专门为受培训的医生而开发的，但同样适用于本科生的培训。

知识框 6.3　建立有效的学习环境—— 一个"活生生"的例子
关于临床见习，学生们是怎么看的?
临床医学一年级学生的反馈如下：

- "如果每个部门都有人在周一早上解释本周的工作内容，对我们将会有很大帮助。"
- "关于具体要做什么，我们需要更明确的指导。"
- "某医生在刚开始的几天对我们非常粗鲁，我们用传呼机呼叫他（在介绍会上，要求我们这样做的），他后来告诉我们不要再传呼他，并建议我们去喝杯咖啡，不用待在病房里。"

为什么入职培训如此实用？原因：

1. 欢迎我们加入。
2. 把我们介绍给团队成员。
3. 让我们明确了接下来 5 周的学习目标。

在临床环境中学习

在病房、门诊部、全科医师手术室和急诊科等临床环境中开展教学工作，面临相当大的挑战（知识框 6.4），包括：

- 平衡患者的照护（教师的临床角色和教学角色）。

- 平衡医生对学生和其他医疗卫生人员的职责。

- 时间——门诊部和急诊科的工作人员有责任尽快让患者进入下一诊疗程序——教育工作者需要平衡该点和教学需求。

- 让学生意识到他们正在非常规化地"学习"——当没有被专门"上课"时，学生通常会认为那不是学习。在此环境中，教师的主要作用是鼓励学生反思他们所看到的、所理解的和尚未理解的——这个简单的过程可以极大地提高学习效率，并激励学生在临床环境中花更多的时间。

- 向学习者提供反馈——尽可能让学生或学习者积极参与到对患者的直接观察中，并提供一些描述性和支持性的反馈。

- 鼓励学生像专业人士一样思考，培养他们的临床推理能力——尽管学生还无法像有经验的专业人员那样思考。他们能做的是努力将理论概念组合在一起，并使用图表将事实和想法联系在一起。而经验丰富的临床医生有着一套不同的思维和工作方式。因此，花点时间向学生解释你为什么提出某个问题或做某个检查，这将有助于发展学生的临床推理能力。

- 鼓励学生参与——尽可能让他们参与患者的检查、诊疗流程或只是简单地填写表格。这样做能够鼓励学习者成为医疗团队的一员，激发学习者的归属感和自尊，进而成长为专业人员。

知识框 6.4   马斯洛理论实际应用

你将要带教 5 个陌生的一年级学生在病房做一次胸部体格检查。阅读下面的计划，看看它是否契合马斯洛模型。

生理需求

你决定在病房外的一个房间和学生见面,并做简短的介绍。此时,你需要询问他们的名字,了解谁之前做过胸部检查,以及他们在做检查时发现了哪些问题。

安全

你告知学生已经提前与患者沟通并获得同意,并且知道他们是低年级学生。患者愿意与学生交流,并同意学生对他们进行体格检查。你让学生们自行决定谁是第一个开展检查,并了解他们想进行实践的内容和担心的问题。

归属感

当1名学生正在给患者做检查时,其他4名学生可能感到无所适从,所以你决定给他们一个任务。每2人为一组,每组用1份简单的标有胸部检查各项要点的表格,给正在做检查的学生做记录。他们需要描述看到的内容,但如果学生在描述过程中有卡顿,你可以给予学生提示。你让每组中的1名学生思考2个问题,在检查结束时提问;另1名学生则负责记录下病床周围任何提示患者病情或治疗的内容。

尊重

你指导整个教学过程,但在总结时鼓励其他学生就他们所看到的给予准确的、描述性的反馈(塑造职业行为)。同时你自己也给出真诚的、描述性和帮助性的反馈。

自我实现

在课程结束时,鼓励学生反思他们已经学习了什么,以及需要实践的内容。并且询问他们对本节课程的看法,以及他们对于下次见面时你需要继续保持或改进的地方。

在临床环境之外的学习

类似的原则适用于设置教学环节,无论是在讲授,还是在小组或大组讨论中(知识框 6.5)。

知识框 6.5　在临床环境之外与学习者一起工作时注意要点的清单

- 场所布置
- 学生个人物品

- 洗手间
- 食物和饮品
- 照明和温度
- 保密性
- 开场白
- 学习初始时,不直接向个人提问
- 安排同伴练习和反馈
- 鼓励反思
- 重视评价,而非批判性的评论

- 教师应提前到达并布置好教学场地,做好准备工作,以确保能以最有效的方式与学习者互动学习。这些准备工作包括:确保合适的教室温度、照明和教学用具的可视性,保证教学环境相对私密和安静。对于课时较长的课程,茶点可能是一种有用的动力。学生们通常会感激有甜甜圈或类似的可食"学习支持"。

- 在新课程开始时,教师应该向学习者介绍自己,并在小组讨论学习中熟知每个学生的名字,努力了解学生们已经掌握的内容和希望学习的内容。经验丰富的教师可以灵活地帮助并支持学生学习,提供课程知识框架,指导未来的学习,而不是觉得他们自己必须讲授大量课程。"少即是多"是教师在审视备课计划时应该考虑的。

- 提醒学生在小组讨论时应遵守的一些基本规则,其中包括确保所有成员都知道小组讨论的内容是可信任的。同时,如何回应同学的意见以及如何给予反馈也是值得讨论的。理想情况下,教师应该做好榜样,以便确保反馈意见是诚实的、平衡的、描述性的,而不是评判性的。

- 学生的安全感和自尊可能会因为害怕在公共场合被质疑而受到负面影响。因此应该考虑一些策略,让他们在回答问题时不用担心被羞辱,比如,刚上课时,开展双人练习。围绕一个主题或问题,两个学生共同讨论,然后教师邀请这对学生向小组反馈。与单独提问一个可能不愿自己回答问题的学生相比,这种方式更友好。

虚拟学习环境

虚拟学习环境(virtual learning environment,VLE)越来越多地用于支持与

辅助面对面的学习,提供课程资料,并构建在线学习社区(知识框 6.6)。

知识框 6.6 安全的虚拟学习教育环境

你有一个实习生,是新来的初级医生。作为培训的一部分,这位初级医生的学习过程都将记录在一个电子学习档案中。你需要定期检查这个档案,对他的学习进行反馈,完成评价并附上导师评语。你如何确保实习生感到安全并得到支持?

生理需求

你是否确保实习生可以访问在线资料? 他是否有临床系统的密码? 他是否了解系统的安全设置? 他是否有一个相对安静和私密的地方进行在线学习?

安全

目前,大多数学习者比他们的导师更熟悉与 IT 相关的问题。但当得知需要记录个人反思的这种情况下,提前让他们了解哪些人有访问权限,可以给予学习者安全感。这是值得探讨的问题,并需要将其作为入职培训的一部分。除此之外,社交媒体的使用及其相关的专业职责,以及学习者个人和患者的保密问题也是值得商议的问题。

归属感

如果你坚持学习者使用学习档案去记录学习,那么有必要让他意识到学习档案会定期记录学习,并且有专人会定期审查,而你作为他的导师,同样会定期审查。

尊重

反馈规则同样适用于上传到虚拟学习环境中的书面作业,就像适用于面对面的交流。如果反馈是具体的、真诚的、描述性和非评判性的,那就是有益的。反馈需要包括具体的改变或改进建议,以帮助学习者达到学习目标,获得进步。如果反馈只是单纯的勾选选项,那么便没有了实际意义。

自我实现

很多医学毕业生觉得写反思内容是件很困难的事情。因此,关于如何书写反思内容,而不仅仅是简单的过程描述,实习生需要你的鼓励和建议。教育督导人员需要花时间去阐述反思的意义,记录反思的实用性,并提供一些深刻反思的案例。最好的做法就是——导师向学习者展示他们个人档案中的内容,并要求学习者对这些内容进行评论。

- VLE 可以记录学习者的学习过程,并作为他们学习的证明。此外,VLE还拥有创新资源的优势,如视频剪辑,展示临床检查、实践技能和沟通技巧。互动式 VLE 让课程参与者不仅可以与其他学习者互动,也可以与他们的导师互动,从而创建他们自己的学习社区。

- 学习者使用在线学习资源时需要有安全感,并获得支持。至关重要的是,要给予 VLE 与面对面的教学同等保障。同时,作为临床团队的一员,导师对临床环境非常了解,而对虚拟实习环境的熟悉也是至关重要的,不能理所当然地认为学习者自己会去学习 VLE 的操作流程。导师应该花时间去解释,通过角色模拟指导学习者如何使用 VLE 的资源。

小结

创造一个安全的学习环境,无论是在工作场所、教室还是虚拟世界,都会对学习经历的有效性产生重大影响。遵循一些简单原则将对学习者学习内容的丰富程度和他们最终如何成为医生产生巨大影响,同时对临床教师意义重大。

结语

- 学习是日常社会实践的一部分,教师应将学习机会明确告知给学习者。一般情况下,非常规学习和常规学习同样重要。

- 临床团队是一个学习社区,整个团队都应该支持学习者。在可能的情况下,鼓励学习者积极参与到临床团队工作中。

- 鼓励缺少临床经验的学习者成为学习社区的一员,将帮助他们逐渐成长为专业人士。

- 对于新加入的学习者来说,工作场所并不总是明确地、清楚地或容易地让他们明白该如何充分利用现有的机会。因此,考虑学习者的生理和安全需求,并定期检查他们的进步程度,可以大大提高学习者学习经历的价值。

- 教师作为专业人士,应该定期与学习者交流,特别是缺少临床经验的初学者,需要定期了解他们的学习体验和临床推理能力。

- 无论是本科生还是研究生,需要被鼓励定期反思学习经历。简单地复习已学过的内容,将有助于学习者理解他们所看到和学到的知识。要鼓励他们把这些写下来,并指导他们如何更深入地去反思。

- 学习者会重视定期的、真诚的、支持性的描述性反馈,这将帮助他们理解自己所做的事情,知道自己的进展,了解进一步努力的方向。

• 无论在临床还是非临床环境下,教师需谨记自己是临床和专业上的榜样。

参考文献

Lave J, Wenger E. *Situated learning: Legitimate peripheral participation.* Cambridge, UK: Cambridge University Press, 1978.

Maslow A. *Motivation and Personality.* New York, NY: Harper, 1954.

Mezirow JD. *Transformative Dimensions of Adult Learning.* San Francisco, CA: Jossey-Bass, 1991.

NACT UK. *The Work Place Learning Environment.* General Medical Council UK Faculty Guide NACT, 2007.

延伸阅读

Kolb D. *Experiential Learning.* New Jersey: Prentice Hall, 1984.

Mehay R, ed. *Reflection and Evaluation. The Essential Guide to GP training and Education.* Oxford: Radcliffe, 2012; pp. 394–408.

（译者:王晖　审校:袁栎）

第七章

医学教育反馈：提高学习者学习效果的技巧

概　述

- 反馈是帮助学习者提高胜任力的基础。
- 反馈对于提供者和接受者而言都具有挑战性，可以通过学习获得提供和接受反馈的技能。
- 方法指导可以帮助学习者理解反馈并将其用于改进。
- 让学习者积极探索和应用反馈，可以提高其有效性。
- 将反馈视为一种"对话"，可以促进学习者的参与。
- 反馈总是发生在一定的情境和文化中，支持和重视反馈的文化非常重要。

引言

提供有效的反馈是一项挑战。在临床环境中，与学习者关系最密切的教育者和管理者通常对此没有什么准备。然而，研究表明，以建设性的方式提供具体的、相关的和及时的反馈可以显著提升学习效果，并将产生深远的影响。本章的目标如下：

1. 描述提供和接受反馈时面临的挑战。
2. 讨论提供定期的、具体的、建设性反馈的理由。
3. 回顾关于反馈的有用示例。
4. 提供分享有效反馈和指导的技巧，以提高学习者的学习效果和成就。

关于反馈的挑战：提供反馈和接受反馈之间的鸿沟

反馈既包括教师和 / 或学习者的给予，也包括他们的接受，两者之间可能会存在鸿沟。

——海蒂和蒂姆珀莉（Hattie and Timperley，2007）

为什么会发生这种情况？

作为回应，我们将探讨反馈提供者（教师和管理者）和接受者（学习者和教务主任）的观点。

> 反馈的目的是为了提高学习者的学习效果，以促进他们学习，而不是批评或评判。

提供反馈

临床导师通常没有意识到反馈对学习和学习效果产生的积极作用，没有意识到反馈对于学习者的改进至关重要。他们可能认为，建设性的反馈是一种会引起学习者不适的负面体验，而不是帮助学习者进步的正面体验。有些人担心提供建设性的反馈可能会影响他们与学习者的关系或对学习者的自尊产生负面影响。另有一些人认为，他们缺乏技巧或资源，无法有效应对负面反馈和需要帮助的学习者。

实际上，繁忙的病房和办公室工作加上要求苛刻的临床工作量，可能会对向学习者提供反馈造成障碍。即使出于好意，也很难找到时间和空间向学习者提供反馈。

由于这些原因，导师可能很少提供建设性的反馈，不提供任何反馈或仅提供诸如"你做得很好"或"不用担心"之类的泛泛之词。这些反馈几乎没有给学习者提供改进信息。

接受反馈

学习者反应提供的反馈不总是很明确，难以辨认，往往过时或太笼统，没什么帮助。

接受反馈也可能存在问题。即使是最好的反馈也可能被置若罔闻或被直接拒绝。为什么会这样？因为人们会不断权衡接受反馈的好处和代价。反馈的好处是能提高他们的学习效果，而代价可能是害怕在同事或教育管理人员面前丢脸。个人可能会不遗余力地确认他们的自我认知，更多关注与其观点一致的反馈，并拒绝接受对他们行为不认同的描述。

学习者对不接受和不采用反馈的解释是：反馈含糊不清，没有提供改进的线索，与他们的目标或实现目标的进展无关，或者认为反馈不可信。例如，学习者可能认为反馈提供者缺乏评估其表现的专业知识。最后，不重视反馈和学习效果提升的环境或文化可能会减少反馈的采用。综上所述，这些因素导致学习者缺乏对反馈参与的主动性。

> 虽然提供建设性的反馈和吸引学习者可能具有挑战性，但这些都可以练习和提升。

> 将反馈视为一种指导，是一种帮助学习者表现出更高水平并向成为最好的自我发展的方式。这让人们对反馈的核心作用有了新的认识。

理由：为什么要努力让学习者参与并提供建设性反馈？

尽管面临挑战，学习者仍需要从专业人士那里获得学习和临床表现的反馈，以便了解他们在哪些方面做得好，哪些方面需要改进。反馈有助于学习者自我评估，即了解他们对学习过程中自身表现的看法。如果没有外部反馈，他们可能对自己的行为产生不准确的看法。同龄人或其他技能水平较低者提供的反馈往往信息量不足，会降低学习效率。如果没有任何反馈，学习者步入临床后，可能会对患者造成伤害。

作为教师和管理者，向学习者提供反馈是一项基本职责。学习者通过体验式学习来提升技能，即通过"做"来学习。但只靠"做"是不够的，需要通过一个"做"的循环：首先由专家观察学习者"做"的过程，接着专家给予学习者如何改进的反馈，最后学习者再次通过"做"来实现改进。因此，"熟并不能生巧"，赋予反馈的练习才能趋近完美。想一想成为顶级运动员或音乐家所接受的训练，他们不仅靠练习才能取得优异成绩，还需要定期的、详细的反馈，然后再进行更多的练习。这样，即使是那些已做得很好的人也仍能不断提高。

最新的"胜任力导向"的医学教育（competency-based medical education，CBME）环境强化了"实践与反馈"的概念。重点放在提高学习者的胜任力，及时实现特定的、渐进的学习效果。导师的角色是通过持续观察和反馈来帮助学习者提高自身能力。就这点而言，提供类似于指导的反馈对学习者是很有帮助的。指导的目的是"使人们能够在更高水平上学习和运用"（Heen & Stone, 2014）。

将反馈视为指导，帮助学习者表现得更好、更优秀，这使人们对反馈的关键作用有了新的认识。指导的概念与不断发展的项目评价概念一致，在课程评价中，纵向评价、学习反馈与阶段性学业评价同等重要。持续的反馈和纵向指导是提供学业评价的基本要素，有助于学习者提高和进步。

> 目标是在临床工作场所创建一种"改进的文化"，常态化地分享反馈，期待改进。明确反馈引导改进是必要的。

该如何解决？

在下文中，我们提供了一些建议，关于如何改进反馈的提供与接受。

> 反馈提供者的目的是让学习者参与进来，促进他们积极参与，寻求、接受和使用反馈。

共同定义反馈有很大作用

在临床教育中，反馈被视为"关于观察到的学习者表现与标准之间进行比较的具体信息，旨在提高学习者的表现"（van de Ridder et al., 2008）。这一定义中的以下几点对我们有指导意义：

- 要提供具体信息，而不是泛泛而谈。例如，"当你向布朗先生描述手术过程时，使用了简单的非医学语言，他似乎明白了。建议下一次见到布朗先生时，再次询问他是否理解了"。这比仅仅说"你做得很好"能为学习者提供更多有用的信息。

- 反馈应该是观察到的学习者表现与标准之间的比较。仔细观察学习者的表现，与学习者分享你的观察结果，以及你使用的标准或支撑反馈的理由。例如，"我发现如果这样握住镊子，缝合会更加顺利，更容易控制"。反馈能够帮助学习者理解所需的标准。

- 反馈的目的是提高学习者的表现，针对他们的学习，而不是批评或评判。从这个角度来看，反馈即为指导，可以减轻反馈带来的焦虑，加强对反馈内容的关注，帮助学习者接受和使用反馈。

> "熟并不能生巧"——完美的练习需要赋予恰当的反馈。

提高反馈有效性的技巧：消除提供、接受和使用反馈之间的裂痕

图 7.1 说明了提供反馈以便改进所包含的步骤。请记住，这些步骤存在于特定的情境和文化中：

1. 观察学习者的表现，收集具体信息。
2. 与学习者就你的观察结果以及自己的看法进行反馈讨论。
3. 帮助学习者利用反馈进行改进。

图 7.2 提供的反馈框架包含三个关键组成部分：

- 提供反馈的背景和文化
- 反馈提供者
- 反馈接受者

教师和教育管理者对每一部分都负有责任，下文对此进行了概述，并在知识框中列出了具体提示。

提供反馈的情境和文化

我们的目标是在医疗工作场所创造一种"改进文化"，在这种文化中，分享反馈是常态，人们期待反馈并且需要反馈来指导改进。这样的文化使反馈成为学习和工作的一部分，它还为学习者提供了良好的实践模式（知识框 7.1）。

知识框 7.1　创建改进和反馈文化的建议

- 认识到我们作为从业者和导师也需要获得反馈来改进和学习。
- 征求学习者和同事的反馈意见，并为学习者模拟此过程。
- 对学习者及其进步表现出兴趣，关注他们的学习需求。
- 期望并鼓励学习者寻求反馈。
- 将提供和要求反馈作为日常学习活动，例如，每天安排几分钟来实践每日反馈表。
- 与同事讨论彼此间和与学习者更公开地分享反馈的策略。

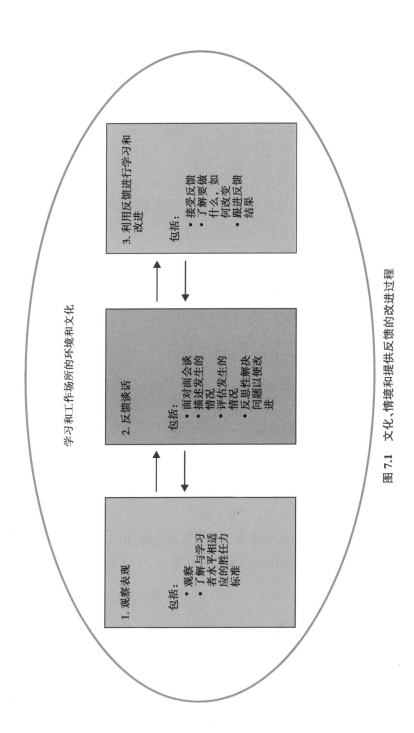

图 7.1 文化、情境和提供反馈的改进过程

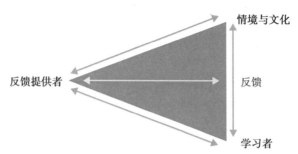

图 7.2　反馈框架：三个关键组成部分

反馈提供者

作为反馈提供者，有两个目标，一是提高反馈的技巧，使反馈更有实效性、建设性和舒适性；二是让学习者参与到反馈交流中来，使他们能够接受和使用反馈（有关提示参见知识框 7.2）。

知识框 7.2　给反馈提供者的建议

- 把反馈视为提高学习者的学习效果和自我评价能力的积极活动。
- 认识到提供反馈是一项可以学习和改进的技能。
- 计划定期观察和反馈的时间。
- 使用有效的反馈技巧来指导学习者进步。
  - 及时性——如果可能的话，在观察后及时反馈，这仅需几分钟的时间。

反馈接受者和学习者的参与

反馈提供者的目标是吸引学习者，并提高他们的舒适度和技能，使学习者积极参与寻求、接受和使用反馈。参与使学习者能够接受反馈并根据反馈采取行动。学习者可以通过寻求反馈、自我评估和反思表现，将反馈与他们的学习目标联系起来，制订学习计划并采取行动。

然而，尽管学习者可能认为需要反馈来实现改进，但在想要了解自我表现与担心没有达标之间往往存在矛盾关系。知识框 7.3 中给出了解决这种紧张状态的建议。

知识框 7.3　反馈提供者吸引学习者的建议

- 将反馈过程视为你与学习者之间以改进为目标的对话。

- 在提供反馈之前，要求学习者评价自己的表现。鼓励他们要具体而非泛泛地说，比如"我想我做得还不错"。自我评价有助于发现学习者在认知上的差距。
- 在告诉学习者如何改进之前，让他们反思如何改进，提出开放性问题。
- 认识到情绪反应是正常的。
  ◇ 承认负面反馈可能会令人失望，甚至令人震惊。例如，"我知道这让你很失望"，或者"当这样的事情让我们惊讶时，我们都会感到愤怒"。
  ◇ 强调反馈的目的是改进而不是找错。
  ◇ 讨论情绪反应有助于学习者理解吸收，进而提高学习效果。
- 指导学习者如何根据反馈采取行动，与他们一起确定改进的具体步骤。
- 跟进，以确定学习者在使用反馈方面的进展。
- 所有学习者，包括那些表现出色的学习者，都可以从了解他们的特定优势和需要改进的领域中获益。

> 所有学习者，甚至是表现出色的学习者，都可以从了解他们的特定优势，以及需要改进和成长的具体领域中受益。

小结

虽然提供建设性的反馈、吸引和指导学习者可能具有挑战性，但这些技能是可以得到发展和提高的，而且益处是巨大的，因为这样做可以提高学习者的学习成绩并提升他们的能力，还能提高导师和教师的满意度。

参考文献

Hattie J, Timperley H. The power of feedback. *Rev Educ Res* 2007; **77**(1): 81–112.

Heen S, Stone D. Managing yourself – finding the coaching in criticism: The right way to receive feedback. Harvard Business Review 2014: 108–11.

van de Ridder JM, Stokking KM, McGaghie WC, ten Cate OT. What is feedback in clinical education? *Med Educ* 2008 Feb; **42**(2): 189–197.

延伸阅读

Boud D. Feedback: ensuring that it leads to enhanced learning. *The Clinical Teacher* 2015; **12**: 3–7.

Boud D, Malloy E, eds. *Feedback in Higher and Professional Education.* London, UK: Routledge, 2013.

Delva D, Sargeant J, Miller S et al. Encouraging residents to seek feedback. *Med Teacher* 2013 Dec; **35**(12): e1625–31. doi: 10.3109/0142159X.2013.806791. Epub 2013 Jul 12.

Sargeant J, Eva KW, Armson H et al. Features of assessment learners use for informed self-assessments of clinical performance. *Med Educ* 2011; **45**(6): 636–647.

Sargeant J, Lockyer J, Mann K et al. Facilitated reflective performance feedback: Developing an evidence and theory-based model [published online ahead of print July 21, 2015]. *Acad Med* doi: 10.1097/ACM. 0000000000000809.

Telio S, Ajjawi R, Regehr G. The 'educational alliance' as a framework for reconceptualizing feedback in medical education. *Acad Med* 2015; **90**(5): 609–614.

van der Vleuten CP, Schuwirth LW, Driessen EW et al. A model for programmatic assessment fit for purpose. *Med Teacher* 2012; **34**(3): 205–214.

Watling C, Driessen E, van der Vleuten CPM, Lingard L. Learning from clinical work: The roles of learning cues and credibility judgements. *Med Educ* 2012; **46**: 192–200.

Watling CJ. Unfulfilled promise, untapped potential: Feedback at the crossroads. *Med Teacher* 2014; **36**(8): 692–697.

（译者：王建明　审校：王建明）

第八章

小组学习

概　述

- 在临床环境中的高质量学习是一个范例,提示可以在多种环境中开展小组学习,包括 PBL 教室、解剖实验室和临床技能中心。
- 有效的小组学习在尊重和安全的环境中进行,需要有互动性、学习者参与度以及组织有意义的活动。
- 教师要成为一名优秀的小组学习引导者,需要关注学习效果(在认知、技能和情感学习领域),自身技能发展,小组成员组成和文化,以及反馈、评价和评估。

引言

医学教育界公认麦克马斯特大学(McMaster University)在 20 世纪 60 年代末兴起的基于问题的学习(problem-based learning,PBL,详见第三章)是转变的开始,即从大讲堂单向传递信息向小组互动式学习转变。然而,这种观点忽视了在古代就已出现,即以小组为基础的互动学习的重要性。跟医学一样古老的是,在很早以前就有一群不同经验水平的学习者(现代的角色包括高级医生、进修生、初级医生和医学生,以及医疗卫生保健专业的其他成员)聚集在患者床边的情境。这种模式是当代医学教育中不同形式学习小组的鼻祖。

小组学习的原则

在临床环境、PBL 教室、解剖实验室或临床技能中心开展有效的小组学习都遵循同样的原则。第一个原则是必须要求互动和参与。教学研究表明,被动的信息传递并不是有效的学习方式,积极参与学习过程对于高质量的学习至关重要(图 8.1)。近期,有学者指出,最佳的学习仅靠互动本身是不够的,它需要学生和教师在互动过程中共同深入探究概念及想法。这种状态被称为认知存在(cognitive presence)。教师需要督促学生积极参与,并且时刻避免小组中的资深成员或自己作为引导者时,不邀请其他人参与讨论,自己却滔滔不绝地谈论某个话题。这会将小组学习变成一个"迷你讲座"。

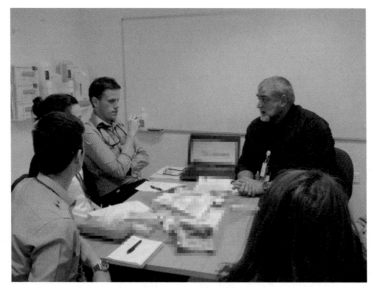

图 8.1　小组讨论

第二个原则是关于有组织、有意义活动的重要性。只是随意谈论想法或许有用,但共同完成一个结构化的任务可以显著提高学习效率。在临床环境中,收集已有信息,作出初步诊断,然后计划下一步的检查和治疗,这是一个理想的临床诊疗程序。例如,在 PBL 中我们可以找出特定的病理结果产生的机制,经过深思熟虑的计划过程,可以达到同样的目的。

第三个关键原则是创建一个尊重和安全的学习氛围。如果所有学习者都理解自己需要批判性地看待他人想法,并被鼓励批判性地探索观点,并且不会因为自己与他人观点不同而被别人嘲笑,那会更容易获得有效的小组学习效果。

学习领域

20 世纪 50 年代末,本杰明·布鲁姆(Benjamin Bloom)和他的同事率先提出非常有用的分类法,可以在各种小组学习中锻炼学习者的思维。如知识框 8.1

所述,他们认为学习有三个不同但又相互关联的广泛领域。尽管其中一个领域有时会在特定学习活动中更突出,但其他两个领域的元素总是相关的,任何情况不应被遗忘。

知识框 8.1　学习领域

- 认知学习是传统教育的主旋律。它包含了知识的获取,对概念的系统理解,以及运用所学知识发现新问题、提出解决方案的能力。这是早期医学教育中探究式学习的主要目的,也是现在临床学习的重要组成部分。
- 技能学习主要指通过接触和练习获得技能的学习。传统意义上,它只适用于纯粹的身体技能,如接球。但在医疗卫生保健专业教育中,这一领域不仅包括体格检查技术和程序化技能,还包括团队合作、有效沟通以及协助患者提供重要病史等要素。
- 情感学习关注的是学习者寻求进入行业所形成的态度和对价值体系的文化适应。此外,它还包括自我评价和计划持续学习及发展的能力。

引导小组学习的重点领域

学习效果

在开展任何小组学习之前,都应深入思考学习的目标。每一次小组学习中都应该重点思考通过课程或者教师引导后最终(实现)的学习效果。它们应该包含学习的三个领域。举一个认知领域的例子,其目的是从简单的学习效果,如"描述厌氧呼吸的生理机制",进展到更高级的学习效果,如"预测缺氧对组织代谢的生理和临床预后"。

引导者技能

有效引导小组学习需要一系列的技能,这些技能的习得需要花费时间和不断练习。其中一个关键因素是保持对学习过程的专注力。小组讨论时,你需要学会稍稍后退,确保能观察到小组整体运转及每一个成员的参与度,同时关注讨论覆盖的内容与学习目标之间的相关度。必要时,你需要出面干预、修正可能正在降低学习效率的讨论过程。如出现某个成员"主导"对话,或其他成员"退出"对话。同时注意的是,你自己不要完全"接管"小组讨论,这将导致学习者脱离讨论。

另一个重要的方面是,确保在学习过程中学习者对学习负责,而不是教师。大多数学习者都将成为有胜任力的医疗卫生保健专业人士。所以,要经常激发他们学习的内驱力,而不是依赖你作为他们学习的驱动力。

你既要让学习者感到轻松,使学习变得愉快,又要保证小组学习严肃认真并且专业。通过诸如苏格拉底式提问(知识框 8.2)这样的教学技巧,以加快学习进度。并确保小组中的所有成员都关注讨论,而不是"落在后面"。要注意平衡这两者之间的关系。

知识框 8.2　苏格拉底式提问

这种引导方法以古希腊哲学家苏格拉底(Socrates,公元前 470—公元前 399 年)的名字命名,通过一系列的小步骤引导学习者,帮助他们主动学习并理解一个概念。在每一步中,教师会问一个相对简单的问题,学习者将能够根据他们已有的知识和先前的讨论,有逻辑地回答问题。

举个例子,如果你想帮助学习者了解张力性气胸的影响,你可以先问他们,在正常吸气时是什么导致空气流入肺部,从而考虑胸腔内空间之间的常规压力差。然后提问,如果受伤导致气道与胸膜腔之间连通,会发生什么。再提问,在这种情况下,如果每次呼吸有瓣膜开放,会发生什么(解释这是什么意思)。还可以继续提问,大血管血流量随着胸膜腔压力增加会发生什么变化等。

向有经验的资深同事交流你在这方面遇到的困难,请教如何克服这些困难。这将大幅度提高你在小组讨论中的引导能力。

小组组成

在有些情况下,不能决定小组讨论的规模和成员组成,但有时可以。理想的小组规模可能因环境而异。但一般来说,小组越小越好。在可能的情况下,小组成员构成应多样性,包括来自不同专业背景的学习者(例如,研究生的小组学习中,安排不同本科专业背景的小组成员)、有合理的性别比,以及包括不同年龄和不同生活经历的学习者。小组成员背景的多样性可以让学习者在学习过程中获得多角度的思考。但引导者要注意避免一点,如总是分配药学专业背景的小组成员负责药理学或治疗学的研究任务。

小组文化

在任何学习小组中,建立专业、合作和尊重的氛围都至关重要。为了让学习小组得以延续,第一次小组会议的大部分时间应该花在成员相互了解以及对一整套的"基本法则"达成共识,包括互动、流程、期限和处理"违规"的管理办法。还有一些非常实际的问题,诸如,着装的可接受范围,以及非临床环境下在小组讨论期间是否可以吃东西等。这些问题也会对学习氛围产生意想不到的影响，因此也需要在这一阶段考虑。

所有小组成员都参与这一过程是很重要的，这样他们才会对达成的协议有主人公意识。引导者在这过程中要促进对问题达成共识，并且提出"如果……会怎么样……"，这对有效的学习结果也至关重要。

反馈、评价和评估

对于小组来说，定期仔细审查流程和每个成员（包括引导者）的表现是很重要的。通过建设性、尊重的方式，培养给予反馈和接受反馈的技能，提升学习者自我评价和自我发展的能力，是批判性学习的实践方向。教师需要通过反馈过程引导学习者，拒绝接受学习者只做正面反馈。如果小组内可以达成共识，认为学习成绩是可以不断提升的，那么学习者将学会接受批评的但可以给予帮助的观点。这是在以后实践中持续质量改进的关键。

对学习效果的正式评价也很重要。如果小组建立了团队合作的文化氛围，并在工作过程中重视建设性反馈，那么在评价时就不需要匿名。事实上，匿名评价过程往往会削弱情感学习成果的实现。情感学习成果的实现与提供、接受和执行反馈有关。

在许多情况下，对学习者进行持续的总结性评价是小组学习的共同特点。这其中的挑战在于确保学习者事先清楚地知道他们是如何被评价的，并仔细考虑如何进行评价，从而达到预期的学习效果，而不是让评价干扰学习。

基于课堂活动的小组学习

通过 PBL 和相关方法，如"基于案例的学习""基于团队的学习"，小组学习的重点集中在认知领域，以及医学教育早期的解剖学和病理学实践课。然而，在技能领域，小组学习模式也对发展有效沟通和合作技能提供了平台。与此同时，在情感领域，学习者可以更加深入地了解医疗工作者的职业责任（例如，通过关注 PBL 叙事中的这些维度），获得关注自身进步以及调整学习方法的能力。

在 PBL（或相关方法）中，对教师来说，具备引导进程和调整方向的能力，比拥有广而深的专业知识更为重要。在实际过程中，熟悉教学内容的教师会发现，自己避免不了出现传授知识、开始"教学"的情况。这会破坏小组的主动学习过程。

令人惊讶的是，目前鲜有实证研究来探讨医学教育中合作性小组学习的理想规模。通常，需要在缩小小组规模与相关引导成本之间找到平衡。大多数医学院校发现，10 人以下的学习小组通过这种学习方式可以获得很好的学习效果。

在这些设定下,你可以更好地控制小组的构成,运用前期讨论的常规方法。通过共同制订基本规则,确保定期监测小组的有效性,是优化小组文化最佳时机。除了向学习者和引导者提供有效反馈外,在教学环节中设置有效的评估程序也很重要。这样可以确保案例材料和学习辅助工具能够及时完善,有益于未来的小组学习。

现在,许多学校要求引导者对学习者参与和准备小组学习活动的质量进行持续的总结性评价。对当代大学生而言,如果评价是客观公正的,那么"以评促学"在激励学生努力学习、认真对待小组学习等方面,扩大了评价反馈对学习效果的影响。

技能研讨式的小组学习

在过去30年里,随着人们对技能学习过程的理解更加深入和对患者的安全和福利的关注加强,医学课程中引入了技能研讨式的小组学习模式(图8.2)。这些课程确保了学习者在被"释放"到临床领域之前至少具备一定的能力水平,包括掌握一些非常实际的技能,如静脉插管或手术器械的使用操作(以技能学习为主),以及医患沟通、询问病史和体格检查技能。其中,技能学习这一要素需要与认知学习(诊断过程需获得哪些信息)和情感学习(综合考虑临床事件的专业性和人文性,以及监测和改善个人表现)紧密联系。

在学习成果方面,技能研讨式的小组学习模式避免让学习者只关注任务的技能维度(类似于记忆芭蕾舞步),牺牲认知学习结果(询问病史和体格检查每一步骤的"原因")和情感维度(诸如确保患者有参与、感觉舒适且适度知情)。同时,怎么强调都不为过的是,专业标准化病人(经过特殊训练的表演者)对医患沟通和询问病史能力培养的重要性,以及在"混合模拟"中的专项任务训练师对流程化、常规性的体格检查能力培养的重要性。确保在医疗实践中,所有要素固有的人文维度不被忽视。

在技能培训中,与PBL不同的是,引导者需要自己掌握即将学习的技能。这使你能够提供即时的语言和肢体反馈,促进学习者发展。但是,需要有意识地避免过多"展示",因为这会减少互动性,降低小组学习模式的价值。让学习者通过观摩视频演示和分析学习任务元素的方式准备技能研讨式的小组学习。这样,可以让他们在不需要你进一步演示的情况下尝试完成任务。这将确保宝贵的小组学习时间能够用于辅导和指导,而不是浪费在引导者的单向演示中。

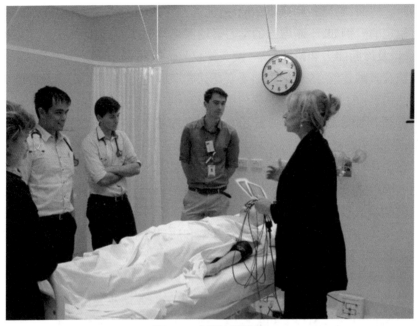

图8.2　小组技能教学

在小组成员组成方面,有效的技能学习通常需要较小规模的小组(不超过6人),特别是在涉及标准化病人的情况下。这样能够使每个学习者都有足够的机会练习相关技能,接受来自同伴、引导者和标准化病人的反馈。

在小组合作式学习模式中,关注小组文化同样重要。额外的要求是,适当练习,保持合适的边界感,例如,当要求学习者彼此开展体格检查练习时,或者当你可能需要触摸学习者,指导他们手摆放的位置时。

与其他情况一样,在技能中心的小组技能学习中,提供尊重的持续反馈是至关重要的组成部分。总结性评价有时也可以是学习的助推剂。但更重要的是,评价只针对学习者准备和参与的课程。熟练掌握实践技能是学习活动的关键目标,而在学习过程中,对技能的总结性评价很可能会导致紧张情绪,从而对学习产生负面影响。行为评价应限于单独的教学活动,例如,客观结构化临床考试(详见第十五章)。

临床环境中的小组学习

本章讨论的普适性方法也为有效小组学习模式提供了指导框架,特别是在病床旁、病房或诊室等环境中。

基于临床环境的小组学习结果必然会不稳定,因为它们依赖于当天的临床体验。然而,临床教师应牢牢记住,尤其是在技能和情感领域的学习结果是相对稳定的。例如,不断增强的学习者的医患沟通能力、询问病史和体格检查技能,以及诊断能力和诸如可靠、诚实等职业价值观。

谈及教师技能,这里的关键要素是让临床医生记住,将学习者放在临床环境中的初衷:他们可以从经验学习中受益。最常见的错误是,临床教师认为学习者必须"停止练习,(教师)开始教学",反而将学习模式从"病房、诊室或临床会议室"又搬回"教室",并对学生遇到的情况进行所谓的"指导",这完全违背了在临床环境中学习的目的。相反,教师应该让所有学习者参与对患者的评估、调研和管理,即医疗实践的"工作",或多或少地让学习者成为临床医疗小组的初级成员。通过这种方法,临床环境中的服务和教育被视为一个不可分割的整体,提高了患者照护的学术基础和质量,同时确保学习者在进入临床训练的每一个阶段能够承担他们的责任。

在临床环境中,学习小组的成员组成将包括不同发展水平的医学生,以及适合提供协作性患者照护的其他医疗卫生保健专业从业人员和受训人员。需要指出的是,患者及其家属也是学习小组的重要成员,他们应该被视为临床环境中的教育和护理的合作者。

以上描述的学习小组文化元素与有效的教育和服务小团队所需要的文化是直接类似的。尽管这些元素更多的是由上级成员决定,而不是通过双方协商。临床医疗团队的观点也强调了诸如"羞辱教学"等的弊端,这些方法不仅对教育有消极影响,而且也对临床护理的质量水平有不良影响。

根据本章描述的模式,持续反馈在临床环境中也至关重要。在尊重和协作的环境中,通过有意识地花时间公开讨论团队和个人的能力表现,可显著提升临床学习小组的性能。这个过程涉及小组的所有成员,包括患者及其家属,他们对小组学习的有效性提供独特的视角。当实习接近尾声时,临床医生通过"培训评价"和相关记录,为学习者提供真实的总结性评价。这种开放的、质量提升为导向的文化将帮助临床医生克服上述过程中的很多不适。

小结

一直以来,小组学习模式是医疗实践的核心。源自临床环境的崭新模式为当代医学教育中的其他小组学习模式提供了范例。相反,确保 PBL 教室或技能中心的有效性原则也可以改善临床环境中的学习和护理,从而最终造福患者。

延伸阅读

Australian and New Zealand Association for Health Professional Educators (ANZAHPE). *The Gold Coast Declaration on learning through practice in the health professions*, 2014. Online: http://media.wix.com/ugd/363deb_acf f357111d84498b177b7bb32dc8e03.pdf. Accessed: February 2017.

Edmunds S, Brown G. Effective small group learning: AMEE Guide No. 48. *Med Teacher* 2010; **32**(9): 715–726.

Steinert Y. Twelve tips for effective small-group teaching in the health professions. *Med Teacher* 1996; **18**(3): 203–207.

Walton H. Small group methods in medical teaching. *Med Educ* 1997; **31**(6): 459–464.

（译者：严斌　刘璐玮　审校：严斌　陈玥　陆晓庆）

第九章

讲课和学习

概　述

- 讲课经常被描述为是一种有效但不是非常高效的教学方式。本章的目的是指导如何使讲课更有效。

- 传统的讲课是建立在"学习是教师向学生传授知识"这一观念上。但是更有效的模式应该是,知识是由学生主动建构的,而教师在这一过程中只是起推动作用。因此,教师应熟悉主动学习的技巧以帮助学生更好学习。

- 所有讲课都应详细规划学习成果、教学技巧/辅助技巧和评价。

- 使用演示媒体 PPT 已经成为当下讲课的主要特征。学生很难同时关注视觉媒体和声音表达。因此,教师应该考虑在不使用视觉媒体的情况下,至少讲授一部分内容。

- 应对所有的讲课进行评价。本章介绍了各种简单而又有效的评价方法,包括 1 分钟问卷、对学生课堂笔记的检查和同行评价。

有些学者的讲课令人昏昏欲睡,有些学者的讲课令人梦魂萦绕。

——阿尔贝·加缪(**Albert Camus**)

讲课有种不好的印象。它们在教育文献中被诋毁为基于简单学习模式的过时教学方法(例如:我说,你学!)。然而,比较客观全面的评价是,讲课可以树立榜样思维方式,帮助学习者建构知识并指导其学习。本章的目的是恰当地运用讲课,将它变成一种强有力的教育干预,而不是一种让人感到羞耻的传统教学形式。

讲授是一种由教师控制教学内容并且控制大部分(如果不是全部)发言的教学方式。因此,并不能根据学生的实际数量来判断是否为讲授方式。即使一对一的教学环境中,也可认为教师在使用讲授的教学方法。讲授通常被描述为一种以教师为中心的方法。因为在讲课模式中,重点在于教师,他们如何构建主题以及如何表达观点。人们通常认为讲课可以最大限度地利用有限教学资源。然而,对讲课效果的评估显示,学生只能准确地复制一场讲课内容的10%~20%。因此,就"覆盖"课程方面而言,讲课可能是有效的;但就学生学习而言,除非精心组织的讲课,否则不太可能是有效的。本章的其余部分将专门讨论如何建构有效的讲课,以期促进学生的学习。

学生如何在讲课中学习

教育学术中有一些重要的事实,可为讲课的设计和实施提供参考。这些包括:

1. 无论学习的主题是什么,学习者总是有一些与主题相关的先前知识、信仰和理解。学习者的先前知识、概念和误解会很大程度上影响他们听到和理解的内容。换句话说,学习者听到的不是你说的内容,而是他们能够听到并理解的内容。这意味着实践时需要在讲课中穿插一些练习,帮助学习者敏锐地意识到他们知道什么和不知道什么,以便他们能够更好地将注意力集中在需要学习的内容上。

2. 学习者听到和看到的大部分内容都是在所谓的工作记忆中处理的。工作记忆是一个容量有限的记忆系统,需要大脑处理、分类并存储新知识。如果想象在没有纸张或电子设备的情况下,试图回忆一个包含 8 位或更多数字的电话号码,就能知道工作记忆的容量是多么有限了。当你脑子里想着 8 个不相关的数字,同时走过一个临床科室并与同事打招呼是一项非常困难的任务。这就是那些听讲课的学习者情况。当工作记忆很快就被填满之后,学习者的注意力就会减少,接受新概念的能力就会消失,开始显得茫然和无聊。因此,将把讲课中的交流内容限制在几个关键点上,同时确保学习者有足够的休息时间跟上进度、记笔记、问问题和检测新知识。

3. 反复练习新知识才能使其为己所用。这意味着你需要经常以不同的方式解释,以确保所有的学习者都在跟随你一起学习。当学习者接触新知识后,你要提供机会,尽快让他们练习使用。这样他们就可以开始理解如何在案例、问题或测验中应用所学知识。反复练习新知识是有效讲课的基本要素。

4. 学习者从自己的经历和同龄人身上学到最多。因此,课堂上应该有让学习者互动的时间,最好还应该与教师互动。他们需要在使用所获得的知识时体验到成功,因此在每堂课上设计检测新知识的机会是很重要的。

准备讲课

你是专家,这并不意味着你已经准备好了去讲课。准备工作就是要将你的专业知识转化为学习者可以理解和使用的形式。在这个阶段,区分概念和事实可能是有帮助的。在考虑一个特定的主题时,例如心力衰竭,有与该主题相关的事实(例如患病率、病死率、治疗方案),也有概念(例如正常的心脏泵血功能生理、左 / 右心肌梗死等)。借用多南(Dornan)和艾拉维(Ellaway,2011)的类比,你可以将构建知识想象成建造房子。事实是砖,但单凭砖造不出房子,还需要一个结构框架,包括地基、支撑梁和支柱——这些是概念。正如结构框架是房屋的重要组成部分一样,概念也是知识的重要组成部分。因此,在准备一次讲课时,你真正应该考虑的是让学习者理解的 3 个或 4 个核心概念,而不是一大堆的事实。除非已构建了一个强大的、可理解的概念框架(知识框 9.1),否则学习者是学不到知识的。因此,在设计讲课时,你需要:

1. 列出主题的核心概念(定义一个概念框架)。
2. 发现学生已经学过且学到的内容(先前知识)。
3. 计划好你希望学习者在教学结束时应该理解或掌握的内容。

知识框 9.1 计划讲课时要自问的关键问题

1 在讲课结束时,哪些核心思想或概念(最多 3~4 个)学习者应该能够重复、解释或表现出来?

2 课程中有哪些难以理解的概念? 我该如何简化以便学习者能够掌握? 我(或我的同事)知道哪些类比、例子和图表可以帮助学习者明白这个概念?

3 如何从一开始就吸引学习者的注意力? (与其直接告诉学生一些重要的内容,还不如让他们利用先前知识通过分析一个案例、一个问题、一幅图像或一段视频解决或解释这些问题。)

4 在讲课过程中,怎样才能让学习者运用和演练这些新概念? (哪些练习可以让学习者将新知识运用到实践?)

5 我认为学生在课程结束时应该能够说、表现或解释什么(例如,这节课的学习目标是什么?)学习目标可以在一节课开始的时候就呈现给学生,然后列出课程的顺序——这被称为高级组织者,帮助学习者了解将要学习的内容和参与的部分。

开展讲课

讲授是一种呈现形式,其目的是促进学习。因此,讲课的重点不应该是你在做什么,而应该是你的学习者在学什么。据此,可能大多数教师完成任务的方式需要转变。例如,在寻求反馈时,教师往往最关心的是自己的仪态和声音。这种方式忽略了关键的问题。讲授的最终目的是帮助学习者掌握概念,建立新的理解。如果你赞同这一观念,你的表现应该根据学生的学习质量来评估,而不是你如何"做你的事情"。

语境

所有的教学都发生在某个语境中。这种语境可能是课程中的特定年份、特定的房间或空间、特定的学习者群体,还可能包括其他人,如患者和相同专业的同事。语境很重要,因为学习理论告诉我们,学习者记忆知识往往与学习的语境有关。因此,如果你在课堂里讲授一个希望学习者应用到临床中的主题,那么你需要使用真实或虚拟的患者案例、视频甚至是真实的患者来帮助学习者将知识点定位在合适的语境中。

媒体

视觉媒体已主导了许多可以被归类为讲课的活动。诸如 PPT 这样的软件程序是当前向学习者展示内容的常见方式。你将清楚地了解与使用此类媒体有关的常见技巧(知识框 9.2)。

知识框 9.2 演示技巧

- 包括标题幻灯片在内,每张幻灯片留出 1 分钟的时间。
- 使用简单的开放字体,字号要足够大,以便在教学空间的后面也可以看清。
- 在每张幻灯片上尽量少用文字。单词应该充当"引子",起提示作用,而不是成段展示你想说的话。
- 尽可能使用表格和图片说明概念和关系。
- 经常进行简要总结来帮助学习者跟上进度。

你是否在所有的讲课中都使用 PPT?有证据表明,对于学习者来说,一边听老师讲课,一边读幻灯片上的重点,会非常分散注意力。学习者很难同时兼顾视觉和听觉刺激(请回忆一下工作记忆的局限性)。将重点放在口头解释上时,在幻灯片上使用与此相关的图片通常会更有效。你也可以尝试在讲课时,

不使用演示媒体,在这种情况下评估学生的学习情况和注意力。

讲故事

从讲故事的角度进行演讲或演示。如前所述,你需要抓住注意力,保持悬念,并逐渐引向结局。将演讲概念化为讲故事,有助于我们理解关于保持学习者学习积极性的因素。值得思考的是,在演讲一开始,哪些内容就必须引人注意。同样,就像故事一样,演讲需要有曲折和启示。此外,还需要得到一个令人满意的结论。得到的启示很可能是一些核心概念,并需要像在引人入胜的故事中那样正确排序。

主动学习

主动学习并不是要让学生忙个不停,而是一种教学方法。在这种方法中,教师要认识到是学习者在学习,因此尽一切努力促进这一过程。换句话说,从主动学习的角度来看,教学是促进学习的过程,而不是传递知识的过程。教师的作用是辅助学习者建立新的理解和更好的知识体系。主动学习将教师从"舞台上的圣人"重新定位为"身边的引路人"。主动学习方法关注到了工作记忆的局限性、学习者先前知识的重要性、预习新知识的有益性,以及同伴学习的帮助性。知识框 9.3 提供了一些观点,可能会有助于你在讲课中激发学习者主动学习的积极性(而不是被动学习)。

知识框 9.3　教师的主动学习技巧

1. 考虑使用听众响应系统(audience response systems,ARS)或点击器为你的讲课增添趣味。这些是小型手持设备,为学生提供数字或字母的投票选项(学生也可以把 ARS 应用下载到智能手机和平板电脑上)。ARS 系统与演示媒体的连接允许教师向学生提出问题,学生可以单独(或私下)回答,以表示他们的回应。汇总的结果会自动出现在演示媒体上。教师使用 ARS 可以现场展示学生的投票结果。ARS 系统有几个重要的好处:

- 学生不用担心自己的答案被嘲笑。
- 学生可以在认识和了解方面与同伴进行规范的比较,而不必担心尴尬。
- 帮助教师了解学生已掌握的知识,或了解学生正确理解或错误理解的概念有哪些。

2. 考虑到工作记忆的局限性,应把讲课设计成由若干 10~15 分钟的组块。组块之间的时间应该用来演练。尽可能让学生围绕主题开展互动。例如,已经在一个概念讲解上花了 10 分钟,那么,现在最重要的是停下来,让学习者以某种形式应用这些知识。你可以提出一个需要学生解决的案例或问题,或者也可以让他们在教室里结对或分组练习。让学生有时间在案例或问题中练习应用新知识,以期他们在将来的工作场所中可以想到并能应用这些知识。

3. 进行小组讨论是让人们相互交流的好方法。提出一个问题,并要求学生进行头脑风暴或分组讨论,这是让学习者相互交流和参与讨论的好方法。通过从不同的小组中寻找具有代表性的答案,并将其记录下来,让其他人可以看到,以此来尊重学生的工作也是很重要的。小组讨论是一种实用的课堂小技巧,可以确保内容呈现之间的自然中断,并有助于嵌入知识。一个与之相关的技巧是全班辩论,即小组就一个有争议的问题讨论相反的观点,具体可以随机分成正反两方,陈述自己的观点,反驳对方的观点。

4. 提问是课堂上激发互动的常见策略。然而,学习者往往因为害怕答错丢脸而保持沉默。10 秒规则是应对沉默的有效策略。在你的脑海中,慢慢数到 10,创造出一到两个志愿者能够提供答案的时间。一个更有效的方法是让学生分成小组,回答问题或者提出他们自己的问题。你可以请一个小组陈述他们的答案和 / 或问题。学习者在小组学习时会更有勇气参与提问环节。

5. "翻转课堂"(flipped classroom)是指把传统的课堂教学彻底翻转。在翻转课堂教学设计中,学习者被要求在上课开始前观看视频授课或阅读指定的材料。面对面的授课时间用于回答学习者的问题,将知识应用于解决现实生活中的问题,以及诸如项目化的同伴学习活动。翻转课堂教学设计自 20 世纪 90 年代末引入以来,已经变得非常普遍,有很好的文献证据支持其有效性。翻转课堂作为传统面对面信息传递式教学设计的替代方案是值得考虑的。

评估

在讲课结束时,教师需要知道两个重要问题的答案:

- 学生们学到了什么?
- 哪些有效,哪些无效?

让我们依次来看看这些问题,着重介绍一些简单的技巧。

学生们学到了什么?

1. 如果想知道学生学到了什么,可以看一下学生的笔记本。笔记展现了学生认为重要的内容,以及他们学到的和 / 或误解的概念。

2. 让学生完成一份 1 分钟问卷。这是 20 世纪 90 年代发展起来的一种很棒的技巧(图 9.1)。在讲课结束时,通过问卷了解学生在这次讲课中所学到的最重要的内容是什么,还存在哪些问题,哪些理论或事实没有弄清楚。这是一种优秀且易于使用的评估工具。

一分钟问卷调查

姓名: _____

日期: _____

讲课题目: _____

说明:花点时间思考一下你刚刚听过的讲课,然后回答
  以下问题。

1. 你在今天的讲课中学到的最重要的内容是什么?
_____

2. 今天的讲课结束后,你脑海中最重要的问题是什么?
_____

3. 今天课上最"混乱的点"是什么?
_____

图 9.1 1 分钟问卷示例

哪些有效,哪些无效?

1. 评估讲课的最有力方法之一是安排一个同行来观察你。网上有许多同行观察量表,它们可以为你提供极好的个性化反馈机会(知识框 9.4)。

知识框 9.4 同行教学评价量表

这些都可以在网上免费下载使用。非常重要的是,使用这些量表的任何出版物,包括报告,都应标注来源。

- 马斯特里赫特临床教学问卷(The Maastricht Clinical Teaching Questionnaire, MCTQ)
- 同行观察表(The Peer Observation Form, POF),伦敦帝国理工学院
- 同行观察量表,罗纳德 - 伯克(Ronald Berk),约翰 - 霍普金斯大学护理学院
- 斯坦福大学教师发展项目(26 项)(The Stanford Faculty Development Program, SFDP 26)
- 专业度迷你评价练习(The Professionalism Mini-evaluation Exercise, P-MEX)

2. 考虑将你的课程录下来并进行回顾。你自己的回忆和你在视频中看到的会有很大的不同。

3. 测评问卷是最常见的,也可能是最没用的讲课评价方法。它通常是一种量化表格,学生可以通过它对你的教学表现进行评分。测评问卷的问题在于许多这样的表格中,学生没有机会阐述或解释他们的反馈。如果你想使用这样的问卷,请为学生创造空间来解释他们所打的分数和反馈。

小结

在各种各样的环境中,讲课仍然是一种必不可少的教育手段,提供了以角色为榜样的思维方式,这是其他任何方式都难以做到的。它们为学习者提供了一种 "1+1>2" 的交流方式,引导学生在正确的方向上学习。讲课这种形式将继续延续,但我们应当把重点从 "以教师为中心" 转移到 "以学生为中心",促进学生的学习。

参考文献

Dornan T, Ellaway RH. Teaching and learning in large groups: lecturing in the 21st century. In: Dornan T, Mann KV, Scherpbier AJ, Spencer J, eds. *Medical Education Theory and Practice*. Edinburgh: Churchill Livingstone/Elsevier Edinburgh, 2011; pp. 157–170.

延伸阅读

Angelo TA, Cross KP. *Classroom Assessment Techniques: A Handbook for College Teachers*, 2nd edn. San Francisco, CA: Jossey-Bass, 1993 – *great ideas for stimulating active learning in lectures - there are several extracts available online.*

Bligh DA. *What's the Use of Lectures?* San Francisco: Jossey-Bass, 2000.

Brown G, Manogue M. AMEE medical education guide No 22: refreshing lecturing: a guide for lecturers. *Med Teacher* 2001; **23**: 231–244.

Gibbs G, Habeshaw T. *Preparing to Teach*. Bristol: Technical and Educational Services, 1989.

Tworek J, Ellaway R, Dornan T. Large group teaching. In: Walsh K, ed. *Oxford Handbook of Medical Education*. Oxford University Press, 2013.

(译者:季旻珺 张东辉 审校:季旻珺)

第十章

模拟医学教育

概　述

- 模拟是医学领域中一种强有效的学习工具。
- 模拟应该被整合到课程体系中，以获得最大收益。
- 模拟降低了患者的医疗风险。
- 模拟可以作为学生安全临床实践的补充，但不能取代临床教学。
- 有建设性的复盘是将技能最大程度地转化为情境下（工作场所）运用能力的关键。

引言

近一成的患者在住院期间会出现不良医疗事件，因此，如何提供安全可靠、以患者为中心的高质量医疗照护成为现代医疗卫生的主要挑战之一。很多在航空、军事等其他高风险领域的模拟应用证据表明：模拟训练可以有效提升个人技能及整体医疗卫生系统水平。本章将通过一系列的问题来探讨不同形式的模拟及其应用。

什么是模拟？

模拟是一项技能，而不是技术。它通过完全交互的方式唤起或再现真实事件，结合专业的指导，使得学习者获得与真实环境相同或更强烈的现实体验。

——加巴（Gaba,2004）

模拟可以通过不同方式替代或放大现实，从而提升学习能力。这些方式包括物理模型、标准化病人、角色扮演、重建的（或虚拟的）临床情境或者游戏。

"仿真度（fidelity）"一词通常没有被正确理解，而划分为低、中、高仿真度。描述模拟情境的挑战之一就是能够找到"仿真度"和"真实感（reality）"的共同点。许多作者对真实感进行了描述，但最被认可的是狄克曼（Dieckmann）等人在2007年发表的定义。他们描述了物理真实感（情境或模型的外观、声音、气味和感觉）、语义真实感（情境"故事"的构建方式）和现象学真实感（情境让学习者感受和思考的方式）。而另一方面，仿真度指的是某一场景或模型与现实临床的相似度。尽管从逻辑上看，仿真度越高，学习成果越好。然而这个假设却不一定正确。有时简单的模拟设备就可以完成教学，只要计划的教学活动达到预期学习成果（intended learning outcome，ILO）。仿真度是为了让学习者相信他们所面对的环境或模型是真实的，并以专业的态度应对模拟情境或模型。这通常又被叫作"放下怀疑，求同存异"，或"虚拟协议"。

为什么使用模拟？

众多驱动因素使得模拟在医学教育领域开展。公众们普遍期待，医疗从业人员在从事临床工作前，必须经过一定程度的培训。模拟可以提高学习者认知、精神运动和情感等技能的学习和记忆。几乎所有临床照护方面都可以使用模拟，从相对简单的操作技能训练，如在模拟器上进行静脉穿刺或肺部听诊，到更加专业的技能，如使用虚拟模型或模拟人进行腹腔镜手术（表10.1）。类似通过标准化病人或演员锻炼沟通能力，在沉浸式模拟临床环境中训练复杂的团队危机管理能力，都可以通过模拟这种方式进行不断训练、强化或重新组建。而这些非技术性技能（支撑良好临床表现的一系列认知、行为和社会技能）的培训被证明对临床照护有影响。

表 10.1　模拟级别

级别	模拟重点	举例
小规模	提高个人技能	模拟器上静脉穿刺
中规模	提高团队技能	麻醉危机管理
大规模	提高组织合作能力	模拟临床大出血

模拟可以用来做什么？

模拟的用途可以归纳总结为"7R"。

1. 预演（rehearsal），模拟可以用于对罕见临床状况的处理预演。

2. 强化(reinforcement),模拟有益于巩固强化一些已经习得的技能和训练,如心肺复苏术(cardiopulmonary resuscitation,CPR),从而使学习者完全掌握这些技能。

3. 重新设计(redesign),模拟可以作为新程序和系统的测试平台。

4. 研究(research),模拟通过重现标准化临床情境,分析和比较不同个体及不同时期的表现。

5. 重构(reframing),模拟探索未达专业水准的表现,分析原因,促进整改,从而提高表现。

6. 监管(regulation),模拟在医护人员进行总结性评价时,具有很高的表面效度。一些国家将其纳入了执业考试。还可用于对表现欠佳的医护人员进行诊断性评价。

7. 适应力(resilience),模拟可以通过对罕见事件(如流感大流行)的准备,建立医疗机构的应急能力。

如图 10.1 和图 10.2 所示,在模拟教学中使用专业人体模型的示例。

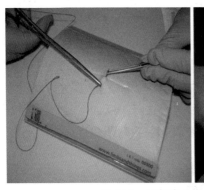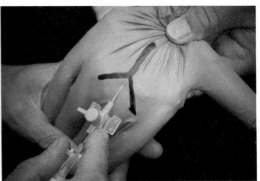

图 10.1 使用专业和简易模拟器进行专业技能训练
图片由 B. 希佩和苏格兰 NHS 教育提供。

模拟的优势是什么?

应用基于模拟的教育可以受益良多(知识框 10.1)。模拟最显著的优点之一就是可以将临床事件分解成不同的可学习模块,并可以依据学习对象的水平进行相应的调整和重组,让学生在其适合的模拟场景中学习。模拟教学可以构建临床上复杂且具有挑战的场景,通过提供一个安全的环境,让学生在其中不断探索和反思,同时不会对患者造成伤害。

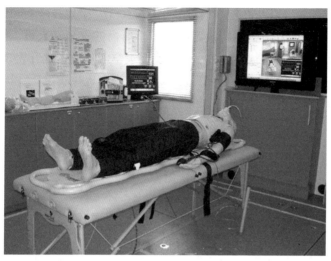

图 10.2　用于复杂情境模拟学习的中规模仿真模拟人
图片由苏格兰 NHS 教育提供。

知识框 10.1　模拟的优点

- 减少伤害患者的风险。
- 可以反复训练技能。
- 模拟事件可以由易到难构建,从而减少不必要的干扰。
- 迎合学习者的需求,而不是取决于临床机会的可获得性。
- 提高技能准确性和留存率。
- 定期且可靠地重现罕见事件。
- 评价和提高评价标准。

资料来源:Maran & Glavin,2003。

如何有效使用模拟?

- 当基于模拟的学习整合于课程之中时,模拟变得更为有效。在课程中采用整体任务的学习方法,从简单到复杂,循序渐进,避免了学习的碎片化和条块化。与预期学习成果相关的反馈更有助于学以致用。

- 当预期学习成果、模拟项目和反馈或复盘之间的目的相同时,就会达到最大学习效益。无计划、无脚本的模拟(如"让我们把人体模型拿出来'做'过敏性休克")可能会导致无组织地学习,对学习者来说存在安全隐患。

模板的运用可以帮助规划模拟教学(图 10.3)。聚焦教学对象的学习目标是模拟案例开发的关键,也将决定模拟教学所需的资源和人员。模拟学习项目活动应在适当的时间点设计挑战,才能促进学习。通过提升表现、挑战点框架(the challenge point framework)、失败程度认识来优化学习。

学习者可以在模拟中通过训练和反馈来改善自己的表现,从而达到掌握 / 学习某种技能。刻意练习(deliberate practice)是一种通过系统的持续改进发展专业技能(知识)的方式。

模拟面临的挑战主要有以下几点:首先,如何共享实践,以及完成从模拟环境转化到临床工作的行为变化。要认识到真实临床环境和模拟场景存在差别,要为改善患者预后提供证据。模拟学习活动环境可以在专业或简易的设施中创建(图 10.4)。

预期学习成果
当格拉斯哥昏迷评分(GCS)< 8 时,尝试插管以保护气道 识别"不能插管,不能通气"的情况 能够根据困难气道管理流程进行"不能插管,不能通气(can't intubate, can't ventilate, CICV)"演练 有效使用辅助帮助

简介
患者:姓名不详,约25岁,发生(摩托车)车祸后,由救护车送至急诊室。
参与人员:麻醉师(学习者)、急诊医师(教师)、急诊科护士(教师)。
概要:现在是周六下午2点,你是一级创伤中心的重症监护登记员。你被叫到急诊科,协助处理一名在车祸后被救护车送来的年轻人。你的上级医生不在医院,但可以通过医院总机拨打'0'进行联系。你可以利用一级创伤中心的任何资源。

教师手册
患者处于半昏迷状态,需要在CT扫描前进行气管插管。实际情况是不能使用直接喉镜插管的,也无法使用声门以上的气道进行充分通气。需要做环甲膜切开术(cricothyroidotomy)。

环境、设备、基本道具
设备:急诊室设置标准。有全身脊柱固定板、头部固定器的锁止基座、沙袋和胶带等,包括环状软骨切开所需设备的气道推车。
药物:急诊室标准。
医疗文书:护理记录表、空白急诊记录表、空白麻醉记录表、CT申请单。
其他:

图 10.3 情境模板

来源:经苏格兰临床模拟中心许可转载。

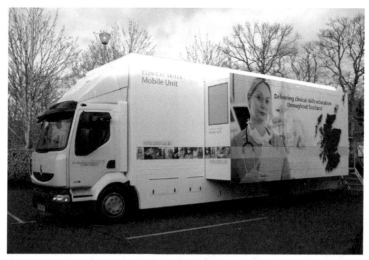

图 10.4 苏格兰移动技能培训车
照片由苏格兰 NHS 教育提供。

如何组织模拟学习活动?

一项基于模拟的学习应由三个相互关联且独立的部分组成,如图 10.5 所示。

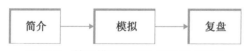

图 10.5 基于模拟学习的相关组成部分

简介

简介应该包括以下内容:

- 背景。
- 预期学习目标达成共识。
- 模拟项目概述,包括时间安排。
- 设定基本原则,即做真实的自己、保密协议、录像。
- 介绍复盘。
- 提示可能发生的焦虑并能提供可获得的帮助。
- 模拟环境定位。
- 建立虚拟协议,使学习者放下怀疑,求同存异。
- 模拟案例的介绍:地点、可利用资源、可获得帮助。

模拟

模拟开始后,学习者"沉浸"于情境中训练。通常由一名教师在不干扰学习者的情况下,观察学习者在情境中的表现,并在模拟活动后对其表现进行反馈和复盘。在模拟开始前,要和学习者制订一些基本原则,譬如,模拟中的"中断"和"帮助"原则非常重要。

使用两步法或四步法可以有效促进技术性技能的学习,如程序性技巧(procedural skill)(知识框 10.2)。

知识框 10.2 二步法技能教学和四步法技能教学

四步法

- 导师演示技能,不做讲解。
- 导师再次演示技能,同时给予讲解。
- 学习者在导师演示技能时进行叙述。
- 学习者在导师的指导下演示技能,然后所有学习者练习该技能,导师给予反馈。

两步法

- 导师演示技能同时给予讲解。
- 学习者在导师的指导下演示技能,然后所有学习者练习该技能,导师给予反馈。

复盘和反馈

无论是否运用结构化量表,参与模拟的学习者或其同伴,可以对模拟过程进行自我复盘。但通常情况下,是由教师对模拟过程进行复盘或者反馈。复盘者应具备权威性,但这不意味着他必须是模拟场景中所涉及的临床领域专家。复盘者应创造一种安全信任的氛围,让学习者感受到自己的意见会被听取及重视。复盘者应牢记,反馈其实是一个双向过程,通过一来一回的讨论最终促进并提高学习者的表现。众多复盘和反馈的模型都有共同的特点。

在情境模拟结束时,出现的情绪反应,表明学习者已经沉浸在该情境中。这一点应该得到承认,并得到重视,因为这对于成人学习者创造有意义的学习来说很重要。复盘或反馈开始时,应帮助学习者跳出之前的情境,并缓解其模拟带来的压力和情绪反应,将有助于学习者完成从"情境表演者"到"反思者"的转变。复盘应选择在远离模拟环境的地方进行。通常是在一个便于小组讨论的地方。录像为所发生的事情提供了客观证据,并可以用来重新平衡对模拟中的不正确看法。这是复盘和反馈过程的一个有用辅助手段。

复盘是一种引导学习的形式。教师的复盘应关注参与者的自我描述和分析能力。值得注意的是,高水平的引导往往很少进行干预。教师围绕预期学习目标引领学习者进行一个不受约束的讨论。一些小组在引导时可能需要更多的设计和技巧,例如使用开放式提问、反思性倾听、重新措辞和改写、汇集、框架和预习(低阶的引导),无论是哪种程度的引导,人们对有效和无效的复盘特点均有广泛共识(表10.2)。

表 10.2　有效与无效复盘

有效复盘	无效复盘
开放性问题	封闭式提问
正向强化	讽刺或批评
认知辅助	专注于错误
良好视听技术辅助	过分强调复盘技术
自我分析	

任何基于模拟的学习(simulation-based learning)成功的关键是为学习者提供一定提升空间,让他们能够总结自身的学习,并计划如何将学到的知识应用到他们的专业实践中。

小结

基于模拟的教育是医学教育的有力工具。将模拟教学融入课程之中,并采用"简介-模拟-复盘(brief-immersion-debrief)"的方式进行是最大限度利用模拟的最有效和最经济的方法。

参考文献

Dieckmann P, Gaba D, Rall M. Deepening the theoretical foundations for patient simulation as social practice. *Simul Healthcare* 2007; **2**(3): 183–193.

Gaba DM. The future vision of simulation in health care. *Qual Safety Healthcare* 2004; **13**(suppl 1); 2–10.

Maran NJ, Glavin RJ. Low- to high-fidelity simulation – a continuum of medical education. *Med Educ* 2003; **37**(Suppl 1): 22–28.

延伸阅读

Ericsson KA. deliberate practice and the acquisition and maintenance of expert performance in medicine and related domains. *Acad Med* 2004; **79**: S70–S80.

Guadagnoli M, Morin MP, Dunbrowski A. The application of the challenge point framework in medical education. *Med Educ* 2012; **46**: 447–453.

Issenberg B, McGaghie B, Petrusa ER et al. Features and uses of high fidelity medical simulations that lead to effective learning : a BEME systematic review. *Med Teacher* 2005; **1**: 10–28.

Ker J, Bradley P, Simulation in medical education. In: Swanick T, ed. *Understanding Medical Education: Evidence Theory and practice*. ASME Wiley Blackwell, 2010.

Rudolph J, Simon R, Dufresne MS, Raemer DB. There is no such thing as non-judgemental debriefing: a theory and method for debriefing with good judgment. *Simul Healthcare* 2006; **1**: 49–55.

Van Merrienboer JJG, Kester L. Whole task models in education. In: Spector JM, Harris PA, eds. *Handbook of Research on Educational Communications and Technology*, 3rd edn, Taylor and Francis, 2008; pp. 441–456.

（译者:许迪　洪华　审校:许迪　卢妙）

第十一章

工作场所学习：扬长避短

概 述

- 工作场所学习是医疗卫生保健专业人员教育的主要形式。
- 因为医疗照护能力源于实践，工作场所对于塑造人的发展具有内在能力。
- 从实践中学习可以在三个相互交织的层面上理解：经验、轨迹、具体化。
- 在最好的情况下，正规教育支持学习，促进患者安全和培训实践结果的透明度。
- 在最糟糕的情况下，正规教育只是实践的负担，会混淆视听。
- 当教育干预建立在对实践学习的理解之上时，工作场所学习可以说是最有影响力的。

医疗卫生系统包括一系列的工作场所：医院、全科诊所、疗养院，甚至院前环境等。在大多数情况下，医学生、初级医生和有经验的从业人员必须通过临床实践工作来学习，以满足专业和执业机构的要求。然而，对于临床教师来说，医学院和研究生培训期间的正规教学课程有时会与工作学习相脱节。本章有两个目的，即帮助临床教育工作者认识到医疗工作场所可提供的学习机会，并将这些机会整合到临床培训课程中。知识框 11.1 对一些概念做了界定。

知识框 11.1　概念界定

身份认同（identity）：身份认同是指对个人自身及所从事职业的统一认同。身份认同相对稳定，但会随着职业做动态调整。

> 具体化（reifications）：具体的现实、影响或塑造人们（相互）行为方式，如期待、规则和价值取向，以及医疗方案、软件系统、检查清单。
>
> 轨迹（trajectory）：随着时间的推移，个人经历积累的量变会导致有意义的质变，并影响我们的自我认同和对实践的投入。

工作场所：环境、触发因素和可变性

在整个职业生涯中，医疗卫生保健专业人员通过工作不断学习。从在医学院期间的早期临床体验到执业期间的继续教育（continuing professional development，CPD）。在相同或相似的环境下进行培训和工作具有教育意义。临床学习是对课堂学习的补充。因为它提供了活生生的例子、故事和榜样，并支持学习者从个人的认识和学习方式转向更具集体性的方法。然而，通过工作学习也有其弊端，如表 11.1 所示。

表 11.1　工作场所学习的优点和缺点

工作场所学习的特征	优点	缺点
学习发生在环境中	学习更容易应用和回忆	工作场所的要求可能会限制可用时间
学习具有直接相关性	学习可以直接应用	用于准备和思考的时间是有限的
学习是不可预测的	学习可以随时发生	难以提前准备
学习内容可以是非结构化的	学习可以直接与需求相关	难以做到系统化，因此可能会留下疏漏或出现重复
从经验中学习	学习收获大	并不是所有的经验都是好的经验，有些是从错误中学习
向患者学习	结果和反馈可以是即时和直接的	学习可能会影响到患者的医疗安全
学习是由病例组合决定的	课程由真实病例组成，涵盖了常见的问题	重要但不常见的问题会被遗漏
学习依赖于同事之间的关系	当人际关系积极时，学习可以是个性化和激励性的	当人际关系消极时，学习可能受到抑制或威胁
向榜样学习	帮助职业认同和角色发展	并不是所有的榜样都是好榜样

续表

工作场所学习的特征	优点	缺点
向同事学习	具有直接适用性；其他人的经验可以提供额外的学习视角	实践主导理论；可能失去支持性理论和证据基础；坏习惯会根深蒂固
学习可能是下意识的，学习结果可能是隐性的	精力将集中在更艰巨的任务，并有助于提高表现的灵活性	有些影响可能是不利的；隐性知识很难传授给他人；学习者没有意识到学习的过程和结果
学习可以完善医疗团队	在团队中一起工作的一群人，可以在他们自己的环境中一起训练	当工作需要持续进行时，很难对整个团队进行培训，若打破原有的团队合作，又将导致新的、陌生的协作模式

注：资料来源 Teunissen & Wilkinson，2010。

工作环境既是学习的场所，也是学习的触发点。学习和工作内容呈高度关联，并有很大的可变性。如果我们期望学习者在医学院、专业培训或继续教育活动结束时达到特定的标准，那么这种在工作中学习的可变性就成了问题。正规临床课程的存在是为了确保未来的医生达到共同和统一的标准。例如，多年来英国医学总会（General Medical Council）发布多版《明日医生》（*Tomorrow' s Doctors*），明确概述了所有英国医学毕业生应具备的能力。医学教育正逐步标准化。基于工作场所的临床检查或程序技能评估量表体现了这一点。基于工作场所的教育得到了模拟技术的进一步支持，补充了从个人技术能力到团队合作等领域的临床实践（图 11.1）。

透视工作场所学习

在医疗工作场所，患者的诊疗比教育目标更能推动学习。随着医疗变得越来越复杂，医疗机构及其所有医护人员都需要继续发展。要跟上发展的步伐，将其付诸实施，就必须在实践中学习，这使在工作中学习成为医疗卫生系统的一个基本。医疗工作场所具有促进个体学习和专业发展的内在能力。在师徒制时代，师傅都是在工作场所中通过不断地训练学徒，使其成为有能力的医疗从业者和教师。今天，医疗工作场所是一个多学科的环境。在这种环境下，团队共同承担患者照护的责任，并让医学生和初级医生为未来角色做好准备。虽然临床医生仍然高度重视知识学习，但在实际工作场所中，学习的模式与之前的一些观念并不一致，学习者主要通过参与患者的照护来学习。医疗

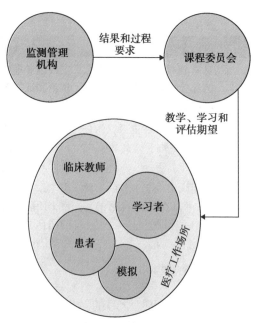

图 11.1　课程建设中层次结构的图示

卫生保健专业人员与其他专业人员组成团队,为患者及其家属提供照护。在此过程中,他们根据具体的、往往是独特的情况来加强、改变和调整其工作方式。通过参与患者照护,医学生和初级医生开始发展自己作为医生的身份,并逐渐成为职业的一部分。

基于实践的学习

工作场所学习,特别是学徒制模式,具有很大的优势,但也有缺点。正如表 11.1 所强调的,医疗工作场所促进的学习与具体环境密切相关,但通常效率较低,结果也不尽相同。学习者关注的是完成工作,而不是提升自己。当然,这种状态反映了学习和提供医疗服务之间始终存在的紧张关系。因此,学习者需要监测和指导,帮助他们认识到这中间的学习机会,更重要的是使他们和患者免受伤害。

现代医学教育面临的挑战是,既要保持临床教育的核心和学徒制模式的优势,又要有效地整合良好的教育理念,确保未来医生做好照护患者的准备。课程化的操作联系可以提高“做中学”这种模式的有效性、安全性和公开性。但是最近的研究表明,在临床实践中实施的教育原理往往不能达到预期目标。临床实践的复杂性需要有一种不同的方法,这种方法需要从了解工作场所的学习潜力开始。我们现在要更仔细地研究在实践中学习意味着什么。下文描述了一个新兴的框架，用于理解基于实践的医学学习。

理解在工作场所中的发展——三个相互交织的层面

根据一项研究项目，特尼森（Teunisse，2015）描述了一个关于在医疗工作场所实践学习的框架。该框架阐述了三个相互交织的学习层面：经验、轨迹和具体化（experiences，trajectories and reifications，ETR）。ETR 框架有助于我们理解医学中基于实践学习的特征。

经历形成经验

当学生和医生参与到给患者提供医疗照护时，我们可以将他们的工作概念化为一系列持续的情境。学习者通过模仿、理解正在发生的事或利用以前的经验，提出新的解决方案，并将这些情境转化为个人经验。例如，刚到工作场所时，学习者会向同伴和榜样寻求帮助，然后决定效仿哪些行为。当他们看到两周前开始轮转的同学坐在教室后面时，他们可能也会坐在教室后面。我们与患者、同事和环境的互动，提供了信息来帮助我们理解情境，即构建一种经验。发现并正确应用信息来改善工作表现是一项挑战。例如，如果专科住院医师和导师重视真诚的反馈对话和后续的学习指导，那么预先构建好的反馈量表将很有帮助。但是，如果这些反馈量表只是让导师打勾、让住院医师达到最低标准，那么其作用就会适得其反。

一连串的经历形成轨迹

随着时间的推移，一连串的个人经历结合形成发展的轨迹。威戈（Wenger，2010）认为，人生轨迹包括不断重新审视自我的身份。按照这种观点，身份并不是你拥有的东西，而是通过我们的行为来表达和塑造的。身份认同与实践之间有着紧密的联系，因为我们的实践塑造了"在这种背景下成为一个人的方式"。例如，一名女医学生可能会因为与其榜样——一位女外科医生合作，而想象出自己进入外科的未来轨迹。学习者会因工作场所而偏爱某些轨迹，但轨迹并不代表人们选择的固定路径，相反，轨迹会随着学习者从一个学习环境转移到另一个学习环境时调整，例如更换临床团队或转移到不同的医院时。

周期性的活动形成社交和文化的具体化

在医疗工作场所中，个人经历和发展轨迹的许多方面会随着时间的推移而不断重复，并与他人共通。这些具体化体现了某些特定医疗实践的文化和历史。其中具体化包括实物，如指南、方案、检查单、评估量表或在电子信息系统中患者病例的书写格式等。另一个具体化例子是：不同的医疗机构或临床科室对住院患者查房方式各有特色。这些"我们的做事方式"反映了在特定工作场所的发展机会和局限性。具体化通常被认为是理所当然的，因为它直接反映了所处的环境。成功的做法或量表从一个机构转移到另一个机构，一个病房转移到另一个病房，这都是具有挑战性的。受社会和文化的影响，自上而下强制推行新的检查表或政策的方法往往不如预期成功。ETR 框架中三个层面的相互联系帮助我们理解，为什么医疗工作场所作为学习环境相对抵制变革，也帮助我们理解未来的发展方向（图 11.2）。

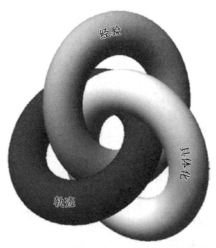

图 11.2　经验、轨迹和具体化（ETR）框架的视觉表现

支持工作场所的发展——一项持续的挑战

我们才刚刚开始了解工作场所作为学习环境的复杂性，每种环境都有其特定的优缺点。尽管如此，ETR 框架提供了一个概念模型，通过教育原理和量表的应用来指导改善工作场所的学习。下面，我们提供三个简单的例子。每个项目都聚焦于工作场所教育的三个目标之一：有效性、安全性和公开性。

有效性

连续的医学教育过程中有一些过渡期。例如，当一名住院医师开始在一个新科室轮转时，或者当一名高级医生（a new consultant）成为注册专科医生（a registered medical specialist）时，即伴随过渡期带来的问题，包括必然的调整和不确定性，这时就需要加入引导性的干预措施，使过渡期变得更加平稳和有效。虽然有些入门课程很有帮助，但是它们忽略了一个事实，即医疗卫生保健专业人员必须作出相当大的个人调整，以适应新的环境，并在新的环境中发挥作用。因此，过渡期是相对未被充分利用的绝佳学习机会。来自同行或导师的直接支持可以帮助新来者认识到应该从经验中学习什么，并确定如何以更有效的方式依次承担新的责任（创建轨迹）。同样，一个医疗机构或组织可以通过将过渡期作为向新来者学习的机会，来提高效率和效益。

安全性

沟通障碍不利于患者医疗安全。我们越来越认识到，沟通不仅仅是确保信息的充分传递，更是一种社会交流。在这种交流中，双方对正在发生的事情和将发生的事情达成了共识。例如，病房交班时及医疗团队提出诊疗疑虑时的一些日常情境，都会受到不同因素的影响（如资深医师的权威性、年轻医师的微弱话语权等），有可能导致制订不良诊疗方案。针对这样的情况，可以选择鼓励在多个领域进行质量改进。不仅要关注技术层面的完善，如核对表或其他沟通工具，更要关注更大的组织文化层面。这些支持性措施的重点是加强患者的交接或充分利用核对表，如手术前或者中心静脉导管放置时等。成功的干预促进了开放性对话，让人畅所欲言，说出自己的想法或关切。所有这些都将有助于学习。

公开性

只要教育不妨碍高质量的医疗照护，学习者就可以在提供医疗服务的同时开展学习。社会期望受训的医疗保健专业人员能够胜任他们的岗位。而且，在医疗教育由公共资金（部分）支付的国家，存在一种明智地使用这些资金的"社会契约"。让公众知道学习者正在学习，有能力完成或在适当的指导下完成，这需要学习过程和结果具有公开性。目前，向公众公开的主流方式是使用学习者档案记录。然而，这些档案记录只涉及个人和已经获得的能力水平，并没有告知我们学习者之间以及与其他医疗卫生保健专业人员之间是如何互动交流的，也没有告诉我们应该如何确保他们的操作安全。在医疗工作场所中，我们需要清楚地知道谁在什么情况下可以做什么，以及当这些要求没有得到满足时又该怎么做。这意味着要培养一种文化，鼓励在对患者或学习者的安全存在疑虑时，大家相互直言不讳。

小结

对临床教育工作者来说，将教育理念应用到医疗工作场所的优点和缺点是一个持续的挑战。它始于对从实践中学习的丰富理解——工作场所的学习不仅是获取知识和技能，而且是通过实践来获取学习的力量。专注于让学习者成为工作场所的真正参与者，而不只是观察者，可以确保临床教育对患者照护的干扰最小化，同时实现学习支持和实践提升的效益最大化。

参考文献

Teunissen T, Wilkinson T. Learning and teaching in workplaces. In: Dornan T, Mann K, Scherpbier A, Spencer J, eds. *Medical Education, Theory and Practice*. Edinburgh: Churchill Livingstone, 2010.

Teunissen PW. Experience, trajectories, and reifications: an emerging framework of practice-based learning in healthcare workplaces. *Adv Health Sci Educ Theory Pract* 2015; **20**(4): 843–856.

Wenger E. Conceptual tools for CoPs as social learning systems: Boundaries, identity, trajectories and participation. In: Blackmore C, ed. Social Learning Systems and Communities of Practice. London: Springer, 2010; pp. 125–144.

延伸阅读

Eraut M. Non-formal learning and tacit knowledge in professional work. *Br J Educ Psychol* 2000; **70**: 113–136.

Lingard L. Rethinking competence in the context of teamwork. In: Hodges BD, Lingard L, eds. *The Question of Competence: Reconsidering Medical Education in the Twenty-first Century*. Cornell University Press, 2012; 42–69.

Sfard A. On two metaphors for learning and the dangers of choosing just one. *Educ Res* 1998; **27**(2): 4–13.

（译者：季旻珺　张东辉　审校：季旻珺）

12 第十二章

学习者监督

引言

本章试图调查"符合目的"的监督。监督成功取决于以患者安全为导向的临床监督和以学习者为中心的教育监督之间的功能关系。理想情况下,二者的结合可以培养全面发展的从业者。监督的形式会受到以下因素的影响:是否由不同的督导专家在一个或多个离散的事件中对学习者进行监督;或者纵向监督观察学习者在一段时间内的多个学习事件中的成长(图12.1)。

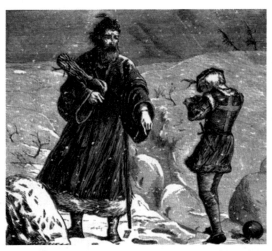

图12.1　从历史的角度来看:"他沿着导师的足迹前行……"

当一对一的学徒式教学成为常态时,指导实习医生的内外科医生被期望能开辟出一条获取临床专业知识的道路,并和他们的学生一起走下去。由于未来会有一份有回报的工作,学习者并不期望自己在实习期挣多少钱。相反,还经常为学习而支付费用。

这一切都在 20 世纪中叶发生了改变。自此,学习者监督不得不快速适应全球医学教育的变化。很多医生都是边工作边学习,轮班制在很多发达国家是常态。现代的学习者必须通过轮班中的片段学习来理解"整体任务",这些片段学习在临床监督中是分散的、不连续的。

为什么学习者需要监督?

监督的任务

如果"super"意味着是在上面,"vision"既指看见又指预见,那么监督(supervision)就有好几种解释。上级督导(the higher level of the supervisor)意味着拥有从更高层次、更广阔的视角了解情况的资历或能力。同样地,督导还有监督和审查的概念,以及发现潜能的能力。一个众所周知的监督模型中将监督分成了三种功能:规范性(normative)、形成性(formative)以及复盘性(restorative)(图 12.2)。

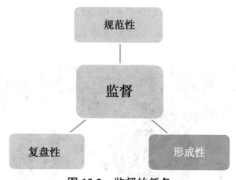

图 12.2　监督的任务

教育监督特别关注"形成"(formation)——帮助学习者发展。然而,如果监督没有另外两个功能,这个功能显然也不会实现。规范性监督指的是质量控制元素,将学习者表现和其他人的表现联系起来,试图帮助他们成为负责监督和自我监督的人。复盘性监督主要包括支持和听取简报。

在医疗卫生保健专业人员的教育中,形成性监督具有风险管理的基本要素,因为督导专家与被监督者要共同承担患者的安全责任,并对学习者在下一阶段承担任务的"准备情况"进行不断的打分。

支持和挑战帮助学生成长

监督可以被视为支持和挑战的精准融合,激励个人成长(图 12.3)。其他领域则把监督视为督导专家和被监督者共同承担的工作,包括临床实践、管理和领导力以及职业发展,也包括关注研究工作或扩大教育工作者角色(知识框 12.1)。

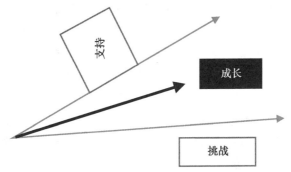

图 12.3　帮助学生成长的支持和挑战

知识框 12.1　医学教育者协会(Academy of Medical Educators)的医学教育监测任务框架

- 通过培训确保安全有效的患者照护。
- 建立和维持学习的环境。
- 教学和促进学习。
- 通过评价加强学习。
- 支持和监测教育进展。
- 指导个人和职业发展。
- 作为教育者继续职业发展。

正如医学教育中经常出现的情况一样,人们很容易在关注必要事情时忽略重要事情。诸如总结性评价、监督管理和教育培训记录等必要的活动,与最重要的督导专家的角色同等重要。督导专家的角色包括随时为学习者提供咨询,并帮助学习者创造新的令人兴奋的学习机会,例如:

> "我们今天有一小时的时间。我们需要用半个小时来讨论准备好的案例,并且检查病历更新情况,但是让我们在前半个小时来做一些不同的事情。想想你早上看到的两个最难对付的患者,就是你需要去谈话的那两个。现在,想象一下你不是实习生,而是会诊医生。让我们谈谈你将如何处理今早你经历的突发事件。"

谁是学习者？谁是督导专家？

一种典型的医学职业路径是将医学本科生从校园学习带到临床环境中，在那里，他们了解患者，进而学习对患者负责，对健康结果更加负责。在课堂和实践中，个人学习、小组学习和在线学习中的教师、导师和学习促进者，都可以被称为教育督导专家。但是，教育督导专家一词越来越倾向于形容那些与学生共同为学习质量承担专业责任的人。教育监督存在深度、广度、长度三个维度。深度，即督导专家对于学习者如何学习和表现应该有深刻的了解；广度，即督导专家的兴趣要超过他自己教授的范围，扩展到学习者的学习范围；长度，即教育监督不只是与学生的短暂接触。

随着公众对医学教育质量在确保患者安全上的要求不断提高，教育督导专家的认可和角色正规化的要求也随之越来越高。有些人认为，这是职业化。另一些人则认为，这是一个要求他们提供更多书面证据的机会[有关督导专家角色的更多信息，可以参阅美国医学教育者协会（Academy of Medical Educators，AoME）和英国医学总会（General Medical Council，GMC）的补充参考文献]。

清晰定位角色是有帮助的，尤其它能为每几个月就会改变临床任务的医学生提供稳定的教育监督。然而，在临床和教育监督间存在重要且必需的重叠部分。如果不考虑临床熟练程度和学习需求，就无法为临床医学生提供有效的监督。

跟踪对于确保需求满足至关重要。由学习者和督导专家共同完成的教育处方（educational prescription）就是一种经过实践检验的跟踪。通过临床病例，定义了由此产生的问题，并具体明确了谁负责解答问题以及何时解答。

连续性是螺旋式学习的重要元素，学习者可以通过重温以前学习的内容，增强他们的理解和技能（图12.4）。最有能力的学习者一般指可以串联学习经历的人，善于在不同的临床医生及教师获得不同的学习体验，从中受益。那些有连续性学习问题的人都不是最有能力的学习者。那些有学习困难，以及不愿意暴露自己不熟练领域的人，都需要让临床医学教育者从他们不足的地方继续指导的机制。一流的学习档案是一笔巨大的财富，这与负责跟踪每一名学习者发展情况的教育督导专家密切相关。教育督导专家同样有责任保持良好的培训记录，并移交给下一任教育督导专家。

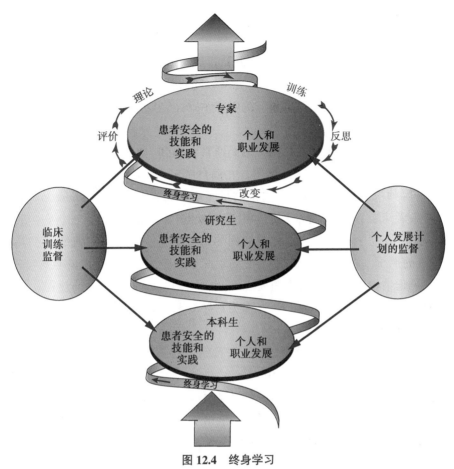

图 12.4 终身学习

资料来源：MM images production © Ed Peile。

学习者监督包括什么

以患者为中心的监督

治疗性监督（therapeutic supervision）（就像心理治疗师会有一个负责监督的同事一样）的工作前提是，个案工作记录纳入回溯，这不仅有助于治疗师改进实践，同样有益于患者或委托人，其临床病例由督导专家和被监督者共同远程回溯。新的见解可以推进患者病情好转，好的教育督导专家同样以患者为中心。不同于心理治疗，在大多数的临床实践中，与患者的接触都很短暂。在课堂上讨论病例的时候，患者也通常不在场。尽管如此，在临床上学到的几乎每一堂课，之后都会应用在后续的其他患者身上，这对保障患者安全大有裨益。同理，可以将学习者监督应用于患者监督。充分利用每一个观察患者的机会,并且尽可能让患者参与到监督中。

以学习者为中心的监督

以学习者为中心的监督同样也非常重要。督导专家和被监督者从第一次见面开始认真尝试发展牢固的工作关系。就监督而言,教育协议(educational agreement)和个人发展计划是监督的良好基础,因为不以学习者需求为中心的教育可能是浪费时间。

如果向实习生询问学习需求,他们通常会提到"想要"。可以运用一些量表,如知识框 12.2 中所展示的案例。它摘自威尔森(Wales)院长的网站,是关于全科医师持续的专业发展。这里的量表被称为是"PUN"(patient's unmet need,患者未被满足的需求)和"DEN"(doctor's educational need,医生的教育需求)。鼓励学习者系统地记录遇到的每一个不能确定如何满足患者需求(PUN)的例子。在另一个专栏中,他们跟踪 DEN,代表他们自己的教育需求。后来,两份清单既可以作为查阅提醒单,也可以作为监督中讨论的议程。通过知识框 12.2 中的案例你可以发现,作为督导专家,你应该如何与实习生一起解决医生和患者的需求。

好的监督是灵活的。学习者各异,希望他们从督导专家依赖发展为自我学习。正如杰拉尔德·格罗(Gerald Grow)所述,好的督导专家必须有能力让教学方式适应学习者所处的阶段,从学习者不确定如何处理一个紧急情况时所依赖的"权威",转向采用激励性策略"推销"文献研究(图 12.5)。随着学习者在临床学习中越来越自信,达到自我参与的水平,督导专家的角色变得越来越

	权威,专家	售货员,激励因素	促进者	代表
自我指导的学习者	严重不匹配	不匹配	近似匹配	匹配
参与型学习者	不匹配	近似匹配	匹配	近似匹配
感兴趣的学习者	近似匹配	匹配	近似匹配	不匹配
依赖型学习者	匹配	近似匹配	不匹配	严重不匹配

图 12.5 学习者 / 督导专家的风格

来源:Grow,1991。

像一个学习促进者(例如:"我注意到你是这样做的,你想过为什么这样做吗?利弊各是什么?")。一旦学习者觉得足够安全,自主学习,督导专家的角色就变为审查患者安全,而不是放任不管。

知识框 12.2 PUN(患者未被满足的需求)和 DEN(医生的教育需求)

识别 PUN

我在家访遇到一个非工作时间护理腹痛和腹泻的孩子,约 18 个月大。孩子的情况并不需要入院,但社会环境糟糕。他的父亲(?酗酒)很有攻击性,强烈要求住院,我没有选择,只好安排住院。

PUN

患者不必要住院,有攻击性的父亲没有得到好好安抚。

描述 PUN

情况超出我的控制,可能不能有效处理。

记录 DEN

检验我处理攻击性患者的技巧。

完成 DEN

非工作时间的护理人员正在进行一个为期半天的关于"在临床会诊中遇到的攻击性行为以及如何应对"的会议。我参加了。这非常有价值,并且在某种程度上是一种宣泄,我能够倾听其他人诉说他们的经历。

以过程为导向的监督

监督的另一个重点则是在学习进程本身。督导专家必须成为学习管理的专家,他们必须深度了解学习者的期待,同时要有能力帮助学习者构建行动计划,去获取并反省相关经验,并为所有的评估做好准备。督导专家要具备必要的沟通技能、时间管理和组织技巧以及热情,不然很难成功。对教育督导专家来说,与组织中负责临床教育的高年资同事以及临床同行保持接触,是一种重要的交往能力。

除非督导专家有意识地关注临床实践中至关重要的、边缘模糊的、复杂的软技能,否则这些技能很容易被忽视,因为督导专家会把注意力转移到学习者可以掌控的条件或者可以承担的过程。所以需要有某种方式去保证注意到重要的监督领域(知识框 12.3)。

> **知识框 12.3　潜在的"孤立"监测领域**
> - 临床推理能力的发展
> - 职业素养
> - 合作性工作
> - 洞察力
> - 自我照顾和工作生活的平衡
> - 社区定位

置信职业行为

由荷兰的 Olle ten Cate 提出的置信职业行为（entrustable professional activitie，EPA）是一个非常有用的概念。这使得督导专家能够将胜任力框架转化为临床实践。置信职业行为着眼于学习者的工作——目前他们能在无人监督的情况下达到哪种实践水平？为了达到一个置信职业行为，一个学习者需要整合所有相关的能力。因此，置信职业行为是整体任务评估，从观察任务到执行任务，随着专业知识的增加，学习者需要的监督越来越少，直至他们自己能够教学和监督。

问题避免和问题管理

识别边界

正如前面提及的，临床监督和教育监督的边界很难界定。监督工作的大部分发生在交叉领域。在不同的情况下，边界将会有不同的划定方式。一些国家由一名督导专家负责这两项职能，通常对学习者负有直接管理责任。尽管如此，一个督导专家 / 被监督者在任何时刻都应该清晰地知道督导的角色——是管理者？临床医生？还是教育者？

在知识拓展过程中，指导是监督工作的必要组成部分。但很少督导专家有充裕的时间开展全面的引导。因此，若督导专家能直言不讳效果则更好。例如，在技能习得中，指导是督导专家或其他相关人员的职责所在。如果督导专家能就某一技能训练做指导，就意味着具备了该技能的专业知识。一名督导专家肯定能很自信并熟练地指导某一项技能，但不具备在法庭上提供医疗法律相关的指导。这时法律专业相关的同事可能会因此而被招募。咨询个人的困境或不适（作为一般的经验法则）往往不在督导提供的范畴。

　　我想现在我们需要做的是进行一个简短的 20 分钟的引导,以便于我帮助你以一种合理的方式看待你在职业以及个人生活中的困难。我们将采用基本引导原则,这是一个简单的干预——如果你需要或者想要知道更多,我将会帮助你找到一个人和你一起长期工作。

冲突的责任

　　正如角色可能会冲突,我们对同事、患者、机构以及学习者的责任也有可能发生冲突。第一步就是培养对潜在或者真实的冲突意识。一旦意识到,可以花一些时间去对情况进行推理,通常让学习者明白推断的过程。当和有困难的学生一起工作时,可以退后一步,思考督导专家对学习者应负的责任,而不是为学习者的行为负责(图 12.6)。督导专家常常为他们不能负责的学生行为而苦恼。同样,尽管我们努力通过严格培训和评估学习者来履行对患者的职责,但仍会有学习者(或以前的学习者)违规并危及患者安全。

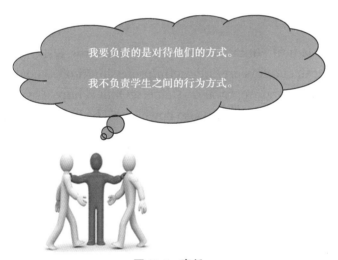

我要负责的是对待他们的方式。

我不负责学生之间的行为方式。

图 12.6　责任

小结

　　有关教育监督,需要特别强调两点:清晰和沟通。

　　督导专家需要很清楚他们的职权范围,以及对学习者监督工作的工作框架。这种清晰性让他们能够明确监督的角色和进程,并对学习者和同事公开。

　　督导专家需要出色的沟通技能,不仅要向学习者示范富有同理心的医患交流方式,而且确保在共同和连续监督的过程中和督导同事有效交流,这是现代临床实践的现况。学习者从患者和各学科的同事处收集具有细微差别的反馈,是另一个需要高级沟通技能的原因。

最终思考

如果我们接受建构主义的概念,学习最好由学习者来建构,那么督导专家提供的基本建构服务就要具体化:帮助制订学习计划;对现场安全负责,包括确保学习建构框架到位;从始至终的每一阶段都要签字。

参考文献

Grow GO. Teaching learners to be self-directed. *Adult Educ Quart* 1991/1996; **41**(3): 125–149. (*Expanded version available online at*: http://www.longleaf.net.)

ten Cate O. Nuts and bolts of entrustable professional activities. *J Grad Med Educ* 2013; **5**: 157–158.

延伸阅读

Academy of Medical Educators Professional Standards, 2014. Online: http://www.medicaleducators.org/index.cfm/profession/professional-standards/

GMC Recognition and Approval of Trainers. Online: http://www.gmc-uk.org/education/10264.asp – you can also download 'The Role of the Trainer' here.

Hawkins P, Shohet R, Ryde J, Wilmot J. *Supervision in the Helping Professions*. Buckingham, UK: Open University Press, 2012.

Owen D, Shohet R. *Clinical Supervision in the Medical Profession*. Maidenhead, UK: Open University Press, 2012.

（译者:王丹阳　审校:刘莹）

第十三章

形成性评价

概　述

- 形成性评价是一个积极主动的过程,融于课程之中,并与学习成果、总结性评价相关联。
- 在形成性评价过程中,学习是核心,教师和学生之间进行一系列高频率的、非正式的、无威胁性和非评判性的互动。这是形成性评价的一大特点。
- 在形成性评价程序中,学习滞后于建设性反馈,教师鼓励学生培养终身学习技能以及进行高水平的自我调节。
- 此评价过程对学生和教师都将起激励作用,并极大地促进学校教育质量提升。

评价是教学项目的一个主要部分,广义认为有如下三种主要作用:

- 形成性评价(formative assessment),即促进学习的评价。
- 总结性评价(summative assessment),即对学习的评价。
- 机构责任评价或者促进质量保证的评价。

因此,评价整体被视为促进、测量和高质量保证学生学习和教育项目(知识框 13.1)。

知识框 13.1　评价——作用和特征

形成性评价——"促进学习的评价"

- 促进学生更有效地学习
- 频率高、非正式、具有激励性

- 将学习中的进步反馈给学生
- 定性,帮助学生专注于学习并指导学习
- 非评判性
- 表明学生个人目标的实现
- 对课程开发产生影响

总结性评价——"对学习的评价"

- 衡量课程结束时学习目标的达成情况
- 频率低、正式
- 给予学生的反馈很少,甚至没有反馈
- 定量
- 允许评分
- 总结成果
- 表明学习进度
- 表明学校目标的实现

问责评价——"教学质量保证的评价"

- 审查所有评价,确保符合学校标准
- 频率低、正式、高级别
- 为课程和项目开发提供信息
- 告知教育管理
- 促进教师发展
- 符合外部监管机构要求

这些定义对于了解不同类型的评价有一定作用,但重要的是,在教学项目中,这些评价与课程开发和审查是密不可分的。评价根据课程内容制订,这样学习评价机制与学习成果高度相关,以便促进学生学习。每次评价都应根据课程发展阶段以及学生的发展情况,在一个整体框架内进行规划。例如,第五章提到的布鲁姆分类法等,这将通过复杂数据合成与分析的进展来反映评价的过程,而不只是简单的知识保留。程序化的评价方法,意味着要对各个要素进行有条理的规划和安排,使其形成一个连贯的结构,这样整个评价计划才能够实现其三个主要目标。

什么是形成性评价?

形成性评价是一系列频繁的、非正式的联系。通过这些联系,教师可以为某一个学生或学生群体提供建设性的反馈。这是一个互动和动态的过程。学生基于反馈进行有效学习,不仅可以展示他们的知识与技能,而且可以养成能终身学习、反思学习的良好品质。由于缺乏明确的研究结果,形成性评价对学生学习的总体益处难以评价,但社会建构主义的理论原则支撑着其广泛运用。形成性评价的主要特征详见知识框 13.1。

布莱克和威廉(Black & William,2009)在思考了形成性评价的简单定义后对其进行扩展,总结了开展形成性评价最有效的五大策略(详见知识框 13.2)。

知识框 13.2 形成性评价

定义

形成性评价通过反馈可以直接帮助学生学习,它包括"……所有教师与学生之间进行的活动,这些活动可以提供信息,用于反馈,改进教学活动。"

(布莱克和威廉,1998)(Black & William,1998)

有效形成性评价的五大策略(Black & William,2009)

- 明确并分享学习目的及成功标准。
- 设计有效的课堂讨论和其他学习任务,证明学生对知识的理解。
- 提供帮助学生进步的反馈。
- 促使学生相互指导和帮助。
- 激发学生自主学习。

这些策略强调学生参与评价的重要性,既包括在接受反馈方面,又包括在形成对整个教育过程的理解方面,特别是成功的必要标准。学生必须了解如何评估自己的学习需求,也应多与他人互动。例如通过同龄人的形成性评审和评价,更好地了解自己的学科。良好的形成性评价还鼓励学生努力进行自我调整。开展自我调整的学生知道自己的信念和认知技能,他们便使用自身内部机制(例如动机和理解力)来消化外部反馈,监控自身的学习行为,并在适当的情况下改善学习方式。能够经常自我调节的学生学习效率更高,也更容易获得成功。因此经过精心设计的形成性评价计划可以为学生和教师带来许多益处。

课程中的形成性评价计划可能涉及定期评价计划,例如检查提交的书面作业,或者包含一系列计划外的非正式的交流;临床教学中经常发生的师生互动等。更重要的一点是,形成性评价应该是不具有威胁性和判断性的,进行评价的次数越多,就越容易实现评价目标。此外,如果将学习进度而非知识的掌握程度作为评价的主要目标,即所谓的"以学习为导向的评价"(learning-orientated assessment),详见知识框13.3,那么可以在课程中设计以学习者为中心的形成性评价计划。

知识框13.3 以学习为导向的评价原则

学习导向的评价

- 将评价任务融入学习任务。
- 让学生参与评价的各个方面。
- 提供建设性的反馈。

以学习为导向的评价原则

其中包括(Caless,2007):

1 设计评价任务应旨在促进学生进行良好的学习实践。

2 评价应让学生积极参与,注重标准、质量、他们自己和同伴的表现。

3 反馈应及时且具有前瞻性,可帮助当前和今后的学习。

学生花在单个学习任务上的时间与他们之后在总结性评价中的表现之间存在直接关系。因此,一系列促进学生深度学习和理解的形成性评价任务将鼓励学生花时间去研究特定的主题,从而将他们获得成功的可能性最大化。

形成性评价反馈

在学习过程中,评价是学习的途径,而反馈是形成性评价的核心。尽管反馈的质量是一个重要因素,但反馈基本与学生的成绩呈正相关。消极的反馈可能对学习毫无作用,甚至产生负面影响。有关反馈的内容详见第七章。

形成性评价不仅应有利于学生,而且有利于强化师资力量、优化课程设计和保证学校教学质量(图13.1)。

学生层面

首先,学生应该了解形成性评价计划的目标和成功标准。其次,一旦学生意识到并理解评价是促进学习的一种手段,那么形成性评价就可以用来促进他们进行深度学习,并增强学习动力。这种评价将增强学生的自尊,促使他们发现学习中的问题,并制订解决问题的方案。应当鼓励学生学会自我评价,能够以建设性的视角来检验自己的学习。形成性评价过程中反映出的一些情况通过有效反馈传达至学生,将帮助他们认识到知识掌握程度与标准之间的差

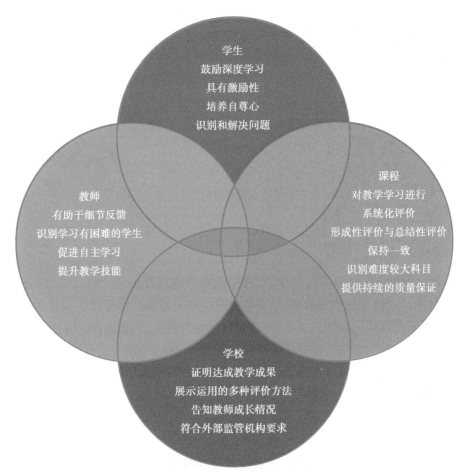

图 13.1 有效的形成性评价紧密联系了学生、教职员工与课程规划和学校目标之间的关系

距,并探索出缩小差距的方法。形成性评价也有助于同伴评价。学生能够对与自己学习水平相当的同伴学习情况进行评价。自我评价和同伴评价有利于学生学习识别良好的学习要素和发展他们的反思技能。

教师层面

形成性评价有助于教师提高教学水平,更好地促进学生的有效学习。形成性评价所具备的定期性和非正式性也有利于教师识别具有学习困难的学生。教师通过经验和进行中的教师发展计划来提升自身能力是必备技能,这样他们才能了解学生学习的过程,有能力提供建设性的反馈,持续与学生保持有意义的关系,以此督促学生提高效率,积极学习。这个过程也提高了教师的满意度。萨德勒在 1998 年提出了优秀教师的六个关键特征(知识框 13.4),可用作教师发展的标准。

知识框 13.4　形成性评价中优秀教师的特征

- 知识储备充足。
- 对待教学和学生的态度好。
- 具备设计评价任务的技能。
- 懂得对学生提出合适的学习要求和期望值。
- 在评价任务中给出合适评价结论的经验。
- 善于提供有效反馈。

资料来源：萨德勒（Sadler，1998）

课程设计中的形成性评价

为了设计良好的课程或模块，教师需要考虑将评价、反馈和评估结合起来，使用迭代模型来收集数据、审查和更改。如果形成性评价和总结性评价的构成要素与课程内容保持一致，并以课程内容为根据，那么就可以进行程序化的评价。这其中包括对评价过程本身的评价。这种全面的"建设性课程调整"能识别出学生认为具有挑战性的科目，并在提升教学质量的整体过程中，对课程内容或教学改进产生重要影响。

有利于学校改革的形成性评价

课程设计的程序化方法包括具体的课程内容、教学方法与形成性和总结性评价的结合等，这些都将会给学校的发展提供有效信息。如果学业评价作为核心并对教学质量的提升起持续性作用，那么这种评价就被称为"变革性评价"（transformative assessment）。如果学校对于自身的教学成果满意，便可以继续制订合适的教师发展计划，满足外部监管机构的要求。一个有意义且可持续的形成性评价计划应当具有灵活性和较强的适应性，它将成为学校改革过程的核心，并持续促进教学质量提升。

医学教育中的形成性评价

医学教育各阶段中（院校教育、毕业后教育和继续教育）的形成性评价能培养学生终身学习的能力，将有助于他们日后在医学领域有所作为。与临床教师持续的、频繁的、非评判性的和非正式的定期互动的机会，可以使学生更具有学习动力。良好的形成性评价鼓励医学生进行深度学习、自我调节和反思。医学教育的外部环境在时刻发生变化,外部监管机构越来越强调对医学生和医生所获成果的总结性证据要求。同样,在建设性的课程中,形成性和总结性评价也需要经过精心设计并有质量保证,从而更好地证明学习者不仅获得了知识,而且还发展了终身学习和反思实践所需的专业技能。

医学教育的学习环境广泛,包括报告厅、实验室、教室、医院病房、诊所、手术室和其他社区护理机构(包括患者家中)。因此评价形式多样,具体的选择应体现教学方法、学习环境,以及与形成性评价计划展开的所有要素相符(详见表 13.1)。提前确定测试计划有助于全面了解学生在需要他们的领域中取得的进步和成果。

临床教育和评价非常重视在模拟环境或临床实践中对学习者进行直接观察。在这种情况下有一点至关重要,即所有临床教师都必须能及时熟练地提供反馈。因为繁忙的临床工作环境看起来不太友好,妨碍学生寻求反馈,错误地理解反馈的内容,甚至没注意到教师在反馈等。如果反馈传递不当,可能会导致学生心怀戒备。其他可能涉及的因素包括学生对自己表现是否有良好的自信。如果处理不当,即使是构建良好的反馈也可能产生负面后果。一旦反馈与学生对自身表现的看法相悖(即使教师的观点更正面),那么他们可能会对整个实践失去信心,并对整个过程产生抵触情绪。处理这些问题的方法之一在于设计形成性评价计划时应鼓励学生在临床活动中收集教师的反馈。例如,设置专门的文件夹或线上系统记录反馈,以便日后可以由熟悉的课程教师或导师对其进行检查,这以后可以成为定期的、非正式的形成性评价的一部分。教师可以通过这些建设性的反馈帮助学生反思自己当前的临床表现,准确把握每个学生的优势和不足,并为他们今后的发展制订相应的计划。

表 13.1　医学教育中的形成性评价计划示例

层面	评价计划
知识	进度测试 纸质化评价 基于问题的学习 交互式在线随堂测验
技能	客观结构化临床考试(objective structured clinical examination, OSCE)及其他观察性技能评价 迷你临床演练评量(mini-clinical evaluation exercise, Mini-CEX) 直接观察操作技能(DOPS)

续表

层面	评价计划
态度	临床实习评价 床边教学 直接观察会诊
专业性	监控考勤及准点率 情境判断测试 观察技能评价 全方位反馈

小结

　　形成性评价需要师生共同努力。通过建设性反馈,形成并保持与学习相关的特定技能。在课程中,形成性评价计划应与总结性评价内容一起制订。因为两者都可以清楚地反映课程学习成果。教师应该让学生了解形成性评价的作用,让学生知道提高成绩和培养终身学习能力同样重要。频繁的、非正式、非评判性的形成性评价会激励学生,提高师生对于学生学习情况的满意度。在学校层面,形成性评价计划可以营造学习氛围,在持续提高教育质量方面发挥重要作用。在医学教育中,学生每个阶段的有效学习和终身学习能力将会提高医学教育的质量,并最终更好地造福患者。

参考文献

Black P, Wiliam, D. Inside the black box: raising standards through classroom assessment. PhiDeltaKappa International, 1998. Online: http://www.pdkintl.org/kappan/kbla9810.htm

Black P, Wiliam D. Developing the theory of formative assessment. *Educ Assess Eval Accountabil* 2009; **21**: 5–31.

Carless D. Learning-orientated assessment: conceptual bases and practical implications. *Innov Educ Teach Int* 2007; **44**: 57–66.

Sadler DR. Formative assessment: revisiting the territory. *Assess Educ* 1998; **5**: 77–84.

延伸阅读

Bennett RE. Formative assessment: a critical review. *Assessment in Education: Principles, Policy and Practice* 2011; **18**: 5–25.

van der Vleuten CPM, Schuwirth LWT, Driessen EW et al. A model for programmatic assessment fit for purpose. *Med Teacher* 2012; **34**: 205–214.

Wehlburg CM. *Promoting Integrated and Transformative Assessment: a Deeper Focus on Student Learning*. San Francisco, CA: Jossey-Bass, 2008.

Wood DF. Formative assessment. In Walsh K, ed. *Oxford Textbook of Medical Education*. Oxford: Oxford University Press, 2013.

（译者：严斌　肖娜　审校：严斌　陈玥　陆晓庆）

第十四章

笔　试

概　述

- 在学业评价中,选择合适的笔试题型很难。本文主要对一些常见笔试题型的优缺点、适用范围进行分析。
- 可以使用五个标准进行评价——信度、效度、教育影响力、成本效率和可接受性来比较不同笔试题型的优缺点。
- 为特定的考试选择最合适的题型并不是件简单的事,需要平衡这些题型的优缺点。一次精心设计的笔试应根据考核内容选择不同的题型。

　　长期以来,评价设计和研究的焦点都是找到合适的手段来对医学生的能力进行评价。大量的研究文献试图表明某一个新评价方式的优势。但是,显而易见,所有的评价方式都有优点和缺点,一个好的考核方案应有目的地整合不同题型的优点。因此,考核和设计的重点不是在于是否应包含笔试,而是何时何地使用这种方式。同样,更详细地来说,书面评价中是否包含开放型问题或选择题也不是设计时考虑的重点,重点是何时、何地、如何去运用这些题型。而要确定这些,就必须先对每种题型的优缺点进行分析和了解,知道每种题型适合和不适合哪些问题。

　　评价不同题型的优缺点,常用五个标准:信度、效度、教育影响力、成本效率和可接受性。

　　信度(reliability)与测试分数所决定的准确性有关,即该分数在多大程度上表明了如果一个学生回答了该领域的所有相关题目,他将获得什么(知识框 14.1)。

知识框 14.1　信度

- 学生在某次测试中得到的分数,应该和他在同一领域其他相同难度测试(平行测试)中能得到的分数相同。

- 某一次测试最好能在相关领域具有代表性。如果一个学生通过了某一特定的测试,那他就也能通过其他平行测试,反之亦然。
- 有两个因素会对测试的信度产生负面影响:
  ◇ 题目数量太少,结果的重复性就会变差。如果问题过于集中,覆盖面小,只考核某个领域的特定知识点,这种分数无法体现学生对整个学科的掌握情况。
  ◇ 题目质量不高,答案模棱两可或题目难以理解。此时学生的作答并不能反映自身的学习水平,容易出现假阴性或假阳性。

效度(validity)是指一个测试是否真正测试了目标内容(知识框 14.2)。关于测试的效度,有人误以为题型是重要的决定因素。但事实上,大量研究表明试题的内容才是关键。考什么决定测试的效度,而不是答案的形式。

知识框 14.2　效度

- 测试的效度是指一个测试在多大程度上测量了所要测试的内容。
- 大多数能力是无法直接观察到的(例如,身长可以直接看到,而智力等则需要通过观察来评定)。因此,在测试中,收集证据对确保效度非常重要:
  ◇ 一个简单的证据可能是,例如,专家在该测试中的成绩比学生高。
  ◇ 可选的方法包括:①将测试内容按课程知识点分类,分析其分布(也称为方案设计(blueprint);②个别测试项目的可靠性评价。
- 对测试效度的评价,应该采用不同的证据。

教育影响力(educational impact)也应该是测试的一个重要特征,因为测试对教与学都有巨大的影响力。在影响学生学习行为的诸多因素中,测试的形式是最为重要的。不同的测试形式对学生的学习内容有什么特殊影响尚不清楚。但毫无疑问,学生对测试任务的认知和理解将会对他们的学习产生影响。

当要求教师使用特定的某种题型时,教师会倾向于选用那些易于通过该题型进行测试的主题和知识点,而忽略那些不适用该题型的主题。所以,最好在不同的考试中,根据实际情况,选用不同的题型。要求学生写作、陈述、分析等的考核题型更适用于特定的学习目标,并非所有的学习目标。考核内容和形式与学习目标的一致性是评价策略的重要组成部分。

成本效率与可接受性（cost-effectiveness and acceptability）也很重要。所有的考试都必须要考虑考试的人力、物力等成本。同时，如果不能被教师和学生所接受，设计得再好的考试也无法实行。

不同的考试题型

基本上，考试题型可以分为两大类：一类是要求学生思考出正确答案，写在试卷上，通常这类题型被称为论述题或开放式题型；另一类是要求学生从给出的选项中选择答案，这类题型称为客观题或封闭式题型。封闭式题型包括：判断题（学生必须判断题干的陈述是否正确）、单项选择题（要求学生从 3~5 个选项中选出一个最佳答案）、多选题（这类题目看起来跟单选题很像，也有几个提供的选项，但答案为多个正确选项）。此外，还有共用题干或共用选项的题型，这些将在后续进行讨论。更现代的题型，如脚本一致性测试和扩展匹配题型，也将在本章进行讨论。

避免不必要的复杂性

在讨论各种笔试题型优缺点之前，要注意的一点是，题型要避免不必要的复杂性。研究表明，在能力测试中，复杂的题型不比直接的题型有优势，而且会使题目更容易被误解而导致出现无效答案。换言之，答案的正确与否取决于能力以外的其他因素。这个可能出现在选择题中，也可以出现在设计不良的论述题中。简言之，一道题目不应该是"猜猜我想让你回答什么"。这类复杂的选择题通常有 4~5 个陈述，学生需要从选项中选出这些陈述的正确组合，如知识框 14.3 所示。

知识框 14.3　复杂的选择题示例

吗啡作为治疗剧烈疼痛的药物：

1. 会导致所有使用它的患者上瘾

2. 会导致便秘

3. 会导致恶心和呕吐

4. 其主要作用机制是抑制环氧化酶

A. 1、2 和 3 是正确的

B. 2 和 3 是正确的

C. 1、3 和 4 是正确的

D. 都是正确的

还有许多其他的例子,在此不逐一讨论。可以说,复杂的题型并不能更好地测试医学知识或推理能力,只会让事情复杂化。

判断题

判断题的主要优点是简洁(知识框 14.4)。学生可以快速作答,因此考试可以更高效,且覆盖面广。但是这种题型有两大缺点。首先,很难设计一道完美的题目,难以保证题目的陈述绝对正确或绝对错误。其次,当一个学生正确地将一个陈述判断为"错误"时,我们只能确定这个学生知道这是错的,但他是否知道正确的陈述呢? 我们无法确定。所以,最好避免使用判断题,可以用单项选择题来替代。

知识框 14.4 判断题

判断题更适用于考察学生是否能够评价某一假设的正确性。在其他情况下,最好避免使用判断题。题目可以由题干和陈述构成,题干是正确信息,陈述则需要学生来判断正确与否。

例如:

题干:表面活性剂是由某种细胞产生的。

陈述:这些细胞是 II 型肺细胞——正确 / 错误

"单一、最佳"的单选题

单选题是大家熟知且广为使用的题型(知识框 14.5),其最主要的优点是效度高。选择题可以快速作答,单位时间内测试效率高,因此,在一次考试就可以覆盖多个知识点。单选题往往比判断题更容易命题,也更通用。如果题目设计得好,单选题可以测试的不仅仅是简单的事实。但很遗憾的是,目前单选题通常只用于测试某一事实,因为教师认为,单选题只适合于此。究其原因是所谓的提示效应,换言之,选择题已经有了设定的选项,因此答题者只需要从中确定正确答案。而在开放式题型中,则需要答题者自己生成正确答案。大量关于单选题选项暗示的文献显示,尽管选项确实存在暗示,但这并不能表明一个题目测试的是简单的事实还是更高阶的认知和思维。试题是基于案例还是基于问题的描述(如案例题、扩展匹配题型和脚本一致性测试)远比使用哪种题型更为重要。

> **知识框 14.5 单选题**
>
> 单选题可以用在各种测试中,除了需要学生自己生成答案的测试,如对创造力、假设能力和写作技巧方面的测试,教师需要学会如何设计好选择题。

多选题

此类题型有多个正确答案(知识框 14.6)。尽管多选题的作答时间比判断题和单选题要长,但单位测试时间内的信度并没有明显降低。

> **知识框 14.6 多选题示例**
>
> 下列哪种药物属于血管紧张素转换酶抑制剂?
>
> | | |
> |---|---|
> | A. 阿替洛尔 | H. 美托洛尔 |
> | B. 吲哚洛尔 | I. 普萘洛尔 |
> | C. 阿米洛利 | J. 氨氯地平 |
> | D. 呋喃苯胺酸 | K. 卡托普利 |
> | E. 依那普利 | L. 维拉帕米 |
> | F. 氯吡格雷 | M. 地高辛 |
> | G. 依前列醇 | |

但是,多选题的命题并不容易。最重要的是,要有足够的干扰选项(不正确的选项),并且要掌握好正确选项和干扰选项在数量上的平衡。

此外,非常关键的一点是,命题时要保证正确的选项"确实正确",干扰项"确实错误",都要经得起推敲。多选题的另一个缺点是评分比较复杂。

开放式简答题

简答题更为灵活,可以测试各种问题,如创造性和直觉性的问题,但简答题的单位测试时间内信度较低(知识框 14.7)。回答简答题(并非简单的识记型题目)通常比回答选择题耗时更多。因此,简答题难以对多知识点进行测试。简答题的命题和评分成本也更高。在回答简答题时,很重要的一点就是要清楚、详细地写出答案。一个好的简答题应该给阅卷者提供一个详细的标准答案。简答题并不是测试客观知识点最有效的方法。如果要测试客观知识点,可以用选择题。简答题更适用于对某项能力的测评,因为没有更有效的方式测试这些能力。

知识框 14.7 简答题

简答题可能是最广为接受的题型。通常认为,简答题比选择题更具有内在的优势,然而,许多证据显示却并非如此。

一个典型的例子如"列举能使前臂旋前的肌肉名称"。

论述题

论述题是评价学生归纳总结、推理假设、发现联系以及解决问题能力的理想选择(知识框 14.8)。论述题还可以判断学生的写作能力和信息处理能力。但是,回答论述题很耗时,测试的信度有限。

知识框 14.8 论述题示例

论述题属于开放式题型。答题者一般要写出较长的答案,来解释一个概念,描述一系列的想法或论点,或批判性评价某个状况等。

典型示例如下:

1987 年的赫尔辛基试验显示,干预组的风险比对照组降低了 14.1%。在诊室里,你遇到了 57 岁的约翰逊先生,他的非高密度脂蛋白胆固醇水平为 5.3mmol/L。请说明,在决定是否使用他汀类药物进行预防时,需要考虑哪些因素。请结合研究质量、生态效度和患者相关的因素等方面进行论述。

论述题的命题关键是明确标准答案和评分细则。一个常见的误区就是为追求标准的客观性,过度构造这些标准,而导致问题太过琐碎。一定的标准是必要的,但过于细节的标准不仅不会增加测试的信度,反而会导致效度大大降低。论述题的命题和批阅成本都很高,不常使用。论述题一般适用于无法通过简答题、选择题进行测试的情况。如果学生需要学习条理性和科学性的写作,那么论述题型是最佳选择之一。

案例题

案例题包括对案例的描述和几个相关的问题,主要针对案例处理过程中的一些基本决策(知识框 14.9)。

知识框 14.9 案例题示例

案例:作为全科医生,昨天你接诊了唐先生,通过询问病史和体格检查,诊断为肾结石。然后,你给他肌内注射了 100mg 双氯芬酸,并给他开了双氯芬酸栓剂。建议他疼痛时使用一剂,一天不超过两剂。今天早上 9点,唐先生打来电话说他使用双氯芬酸后疼痛明显缓解。不过从今早 5 点开始,他的右侧也开始持续疼痛,并出现发热(38.9℃)。

下一步要采取何种措施呢?

A. 让他再等一天,观察病情进展如何。

B. 给他开广谱抗生素。

C. 将他转到医院做静脉肾盂造影。

D. 将他转到泌尿外科急诊。

案例题的具体题型可以是选择题也可以是简答题,主要看问题的内容。案例题是对解决问题能力的有效测量,也具有良好的信度。此外,题目中的案例要跟命题者、答题者都相关且适合,这样更容易被接受。

案例题是比较新的题型,大家对它的熟悉程度不如其他几个题型。出一个合格的案例题需要耗费不少时间,没有经验的教师可能需要 3 个小时出一个完整的案例题。不过,有经验的命题者每小时最多可以出 4 道案例题。无论如何,出案例题还是要耗费不少精力和时间的。如果要构建一个题库,则需要大量的案例。案例题最好用于评价知识的应用和解决问题的能力,并用在重要的考试中。

扩展匹配题

扩展匹配题(extended matching question,EMQ)的关键要素是选项列表、"引导"问题以及案例或案例的片段(知识框 14.10)。学生应该明白,有的选项可能适用于多个案例,会被多次选择,而有的选项不适用于任何一个案例,不能选择。这主要是为减少可能存在的提示效应,因为选项和案例之间存在很多的可能组合,被选过的选项在下一题中也不能被排除。此外,扩展匹配题可以通过使用案例而不是知识点本身来测试知识的应用或解决问题的能力。扩展匹配题比案例题更容易命题。因为命题者可以从一组选项中派生出许多案例。已经证明,扩展匹配题具有良好的信度,这类题型现在也被广泛使用。同时,扩展匹配题的阅卷评分很简单,可以由计算机自动评分。

教师在编写扩展匹配题之前要经过培训和练习。同时,有些主题并不适合用此种题型进行考核。扩展匹配题型主要适用于不同情境,从大量类似选项中作出选择(例如,与诊断或实验室测试的顺序相关)。

知识框 14.10　扩展匹配题示例

A. 空肠弯曲杆菌	I. 幽门螺杆菌
B. 白色念珠菌	J. 产气荚膜梭菌
C. 蓝氏贾第鞭毛虫	K. 结核分枝杆菌
D. 轮状病毒	L. 福氏志贺菌
E. 伤寒沙门菌	M. 霍乱弧菌
F. 小肠结肠炎耶尔森菌	N. 艰难梭菌
G. 铜绿假单胞菌	O. 奇异变形杆菌
H. 大肠杆菌	P. 鞭毛虫

请为以下案例,选择最可能的致病微生物:

- 患者男性,48 岁,慢性消化不良,突然出现严重腹痛。体检时触诊有压痛,腹壁僵硬,反跳痛。腹部影像学检查显示膈下有气体。
- 患者女性,45 岁,因反复呼吸道感染接受抗生素治疗。出现严重的腹痛和出血性腹泻。内镜下可见假膜性结肠炎。

一致性脚本测试

最后一类题型是一致性脚本测试(script concordance test)。在这种题型中,会提供给答题者一个非常简短的场景,并且会有一个关于诊断的假设。然后进一步给出某些症状或发现,要求答题者据此对诊断进行进一步分析(知识框 14.11)。

知识框 14.11　一致性脚本测试示例

患者女性,24 岁,因急性右下腹剧烈腹痛至急诊室就诊。

你怀疑该患者宫外孕,而患者说她正在使用宫内节育器,这会让你的假设:

−3 排除

–2 不太可能

–1 可能性小一些

0 对这个假设没有影响

1 可能性多一些

2 很有可能

3 确定

一致性脚本测试旨在评价答题者和专家之间的一致性程度,从而评价他们的知识(成功解决问题所必需的知识)在记忆中的组织整合情况。评分是基于答题者和专家之间的一致程度。这一概念建立在现有医学专业理论基础上,而且大量研究证实其具有良好的测试信度和效度。然而,这种题型必须针对案例,仔细选择具体问题。这些问题应该针对解决问题过程中的批判性思维而设立。此外,由于没有预先确定的答案,因此需要一个专家小组为阅卷评分提供参考。最近的报告表明,综合评分法可能并非最佳,因而由基于共识和证据的三点评分法("批驳""既不批驳也不支持"和"支持")取代了综合评分法。

小结

在整个课程中,自始至终只使用一种题型的考核方式不是一个有效的方法。

为特定的考试选择最合适的题型并非易事,需要仔细平衡考试的成本和收益。一个精心设计的评价方案将针对不同的测试内容选择合适的题型。本章只能提供一个简单的介绍,关于每一个题型的更详细的讲解,建议查阅更详细的文献和著作。

延伸阅读

Case SM, Swanson DB. Extended-matching items: a practical alternative to free response questions. *Teach Learn Med* 1993; **5**: 107–115.

Case SM & Swanson DB. Constructing Written Test Questions For the Basic and Clinical Sciences. Online: http://www.nbme.org/publications/item-writing-manual.html. Accessed: February 2017.

Charlin B, Brailovsky C, Leduc C, Blouin D. The Diagnostic Script Questionnaire: A new tool to assess a specific dimension of clinical competence. *Adv Health Sci Educ* 1998; **3**: 51–58.

Lubarsky S, Charlin B, Cook DA, Chalk C, van der Vleuten CP. Script concordance testing: a review of published validity evidence. *Med Educ* 2011; **45**(4): 329–338.

Page G, Bordage G. The Medical Council of Canada's key features project: a more valid written examination of clinical decision-making skills. *Acad Med* 1995; **70**(2): 104–110.

Swanson DB, Norcini JJ, Grosso LJ. Assessment of clinical competence: written and computer-based simulations. *Assess Eval Higher Educ* 1987; **12**: 220–246.

Schuwirth LWT, Blackmore DB, Mom E et al. How to write short cases for assessing problem-solving skills. *Med Teacher* 1999; **21**(2): 144–150.

（译者：陈园园　审校：袁栎）

第十五章

技能评价

概　述

本章主要内容：

- 了解技能评价在测试方法中的地位。
- 运用基本的评价原则设计技能评价。
- 规划技能评价的内容。
- 设计并实施技能评价。
- 了解技能评价的优缺点。

背景

医学教育工作者必须确保整个培训过程中医疗卫生保健专业人员的临床专业能力能够保障患者的安全。临床专业能力是指通过整合相关的认知技能、心理运动技能和情感技能来完成复杂专业任务的能力。米勒金字塔（Miller's Pyramid）（图 15.1）为理解不同技能水平提供了有用的参照标准。航

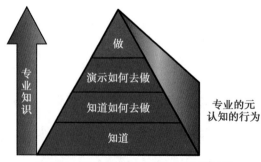

图 15.1　米勒金字塔（胜任力测试模型）

空业经常进行这种模拟("操作表现")。医学已经开始从基于模拟的临床技能评价,转向测试医生在工作场所的"做"(见第十六章)。但是,目前基于工作场所的评价策略缺乏高度可靠的安全操作。因此,模拟评价("演示如何去做")和笔试("知道""指导如何去做")仍然是非常重要的。本章主要讲述技能评价(skill-based assessment,SBA)设计和实施的标准。

在技能评价中的基本评价原则

在设计技能评价时,必须遵循基本的评价原则。表 15.1 展现了基本评价的主要概念与技能评价的相关性。

表 15.1　临床技能评价:设计时的关键问题

主要概念的定义	与临床技能测试的相关性
形成性 / 总结性	
"总结性"测试涉及潜在的高风险的合格 / 不合格判断	明确测试目的
"形成性"测试提供建构性反馈	尽可能地提供形成性机会
情境的特殊性	
技能受到实施环境的约束	专业人员的表现不一致在不同情境下广泛抽样
方案设计	
测试必须与课程学习成果相匹配	只包括在其他地方无法更有效测试的能力
信度	
"一个测试的一致性和可重复性的程度"——100% 的一致性在数量上相当于 1.0 的系数	样本充分,测试时长是关键,使用一系列的情境和不同的评价者
效度	
"一个测试在多大程度上测量了它所要测量的事物"——这是一个概念性的术语,难以量化	技能评价是否与设计方案相符,是否测试了综合实践能力
标准设定	
界定"最低能力"的标准,即合格 / 不合格线	使用健全的、合理的、国际公认的方法

总结性评价与形成性评价

技能评价的目的必须明确,并且对考生公开透明。随着基于工作场所评价(workplace-based assessment,WPBA)的形成性量表日益发展,具有"总结性"功能的技能评价更侧重于可靠地评价最低能力。例如,在"操作表现"层面上,测试学习者是否可以安全进入下个阶段。从公众角度出发,这是一个"高风险"的总结性决定。而现在对考生所有级别的表现进行"形成性"反馈的需求越来越高。所以,应该尽可能直接反馈或通过结果细分的方式间接反馈。技能评价作为资源投入较高的测试,要尽可能地优化其教育优势。

方案设计

技能评价必须与课程学习成果相匹配。测试应该是互动的,并且能够评价那些用较少资源的方法无法评价的技能。例如,以书面或电子形式开展数据和图像解读测试更加有效。同样,方案设计应将"工作中"最能检验技能的测试分配给基于工作场所的评价,例如,管理急性病患者。图 15.2 是全科医学研究生技能评价的方案设计图,横坐标是病例的基础特征,纵坐标是主要疾病系统。例如"无法区分的病症"可以在纵坐标中找到不同的疾病系统。

全科医学研究生客观结构化临床考试方案设计	病例的基础特征					
主要疾病系统	急性的	慢性的	无法区分的	心理学的/社会学的	预防措施/生活方式	其他
心血管的	1					
呼吸的		2				
神经病学的/精神病学的				9		
肌肉骨骼的	12					
内分泌与肿瘤的			13	11		
眼/耳鼻咽喉/皮肤	8		3			
男性/女性健康					4	10
肾脏的/泌尿系统的	6					
胃肠道的		7				
传染性疾病					5	14
其他						

图 15.2　14 个 10 分钟医患沟通技能评价设计图
灰色区域数字代表独立的站点数。

情境特殊性

专业人员在不同的任务中表现不一致,这种情境特殊性并非医学所独有。它反映了专业人员经验学习的方式不一致,在某些领域表现良好,而在其他领域则表现较差。了解这一概念是技能评价设计的内在要求,是必不可少的。在一个问题上的表现并不能预测在另一个问题的表现。这点同样适用于沟通和专业行为等技能。执行技能的知识和环境,即情境,不能脱离技能本身(知识框 15.1)。

知识框 15.1　情境特殊性

- 专业人员在不同任务中的表现不一致。
- 我们都擅长一些事情,不太擅长另一些事情。
- 在不同情境下的扩大样本量非常重要。

方案设计是必不可少的。整理类似情境下设置的问题比对比情境下设置的问题要容易得多。图 15.3 是一个有待进一步完善的本科毕业生技能评价设计方案。仔细观察你会发现,这个方案没有在各类情境下评价学生,主要关注了心血管系统和内分泌系统。从这个例子中得出的经验教训是,设计方案时要选取所有课程领域。

技能	情境/领域										
	心血管系统	呼吸系统	腹部	中枢神经系统	关节	眼	耳鼻咽喉	生殖/泌尿系统	精神状态	皮肤	内分泌系统
病史采集	心力衰竭			癫痫							新诊断糖尿病
体格检查	心脏杂音			脑神经	后背					皮疹/湿疹	糖尿病足
沟通	心肌梗死后的建议										解释胰岛素
临床处理	静脉插管	抢救								缝合	血糖

图 15.3　14 站式的本科生客观结构化临床考试,未能解决情境特殊性

信度

信度是一种定量的衡量标准,既适用于测试的可重复性(个案间信度),也适用于评价者评分的一致性(评价者间信度)。从理论上讲,达到 100% 的信度就可以得到 1 的系数。在现实中,高风险的技能评价应该以达到大于 0.8 的信度系数为目标。

在整个课程设计中,要保证足够的样本量,解决情境特殊性,提高对考生能力评价的信度。图 15.4 提供了所需考站数量的统计指引。对于一个高风险的测试来说,14 个以上的考站就可以有足够的信度。关于评价者之间信度,每站有 1 名考官就足够了。

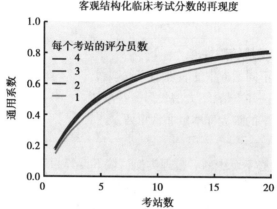

图 15.4　信度(通用系数)随着考站数的增加和每个考站的考官数量的增加而提高

来源:We thank David Swanson for permission to publish this data based on Swanson DB,Clauser BE,Case SM(1999) Advances in Health Sciences Education,4,67-106.。

一项技能评价很少能达到大于 0.8 的信度。事实证明,因为模拟的标准化和评价者的不一致性等因素,不可能将信度的影响因素降到最低。必须通过仔细的计划、培训评价者和标准化病人等,使影响因素最小化(表 15.2)。

表 15.2　提高信度的措施

因素	措施
样本量不足	监督信度。如果不满意,增加考站
考站内容	要求考官和标准化病人对考站进行评价。检查成绩统计
困惑的考生	过程必须透明——在考试当天,向考生简要介绍,考站内指示简短,且以任务为重点
考官不稳定	考官的选择和培训是绝对必要的
角色扮演不一致	确保方案的详细性和标准化病人的培训 监督全部过程表现

续表

因素	措施
真实患者储备	储备真实患者是必不可少的
疲劳和脱水	必须提供舒适的休息和茶点
噪声级别	确保全部过程有足够的空间。监控噪声水平
管理不力	使用能够处理多项任务和关注细节的工作人员

注:[a] SPSS 软件包分析了去除个别考站项目后的信度。如果在删除考站的情况下信度有所提高,那就是严重的缺陷。

效度

效度是指一项评价是否衡量了它所要衡量的东西。效度只能通过追溯审查技能评价的内容和测试分数来确定它们是否准确反映了适当专业水平。例如,考站的目的是评价考生识别某一特定异常的能力,如果在心血管考站中用一个正常的受试者来代替一个有心血管疾病的患者,那么这个考站就失去了效度。

标准设定

在"高风险"测试中,必须使用既定的、合理的标准制订方法来制订公开透明的、标准参照的合格/不合格分数线。过去曾使用的"标准参考"方法(即预先确定允许通过的考生比例)不再是可接受的评价方法。在评价前(Angoff & Ebel)、评价中(边界回归)和评价后(Hofstee)有多种判定合格/不合格的标准。目前尚没有"金标准",因此,建议尽可能使用一种以上的标准制订方法。如果预先设定的标准太高,则可能需要调整。合格/不合格的分数线必须由熟悉课程的人设定,让考生了解标准制订的过程也是至关重要的。

内容议定

技能评价有很多形式,例如,客观结构化临床考试(OSCE)、临床技能评价(clinical skill assessment,CSA)、临床操作技能实践评价(practical assessment of clinical examination skill,PACES)。但它们都是对临床表现的模拟,而且是对部分临床表现进行评价,而不是全面的评价。因此,前面讲述的原则适用于所有形式。根据学科或专业的要求不同,评价路线的设计和结构也有所不同。

设计流程

图 15.5 概述了一个 14 站的技能评价基本结构。在测试过后,考站的内容和长度可以变化,例如沟通和考试技能、不同设计情境下的样本等。设计方案时,应包括考生、考官和标准化病人的休息时间。疲劳会对表现产生不利影

响。在大多数测试中,考生都是轮转的。可以做一些改变,例如在 MRCGP 的
"模拟手术"中,考生保持静止,但标准化病人和考官是移动的。根据执行技能
所需的时间和被测试者的专业知识水平,考站的长度可以有所不同。设计应
最大限度地提高评价的效度。在平衡信度、效度、后勤和有限的资源时,不可
避免地需要作出一些妥协。如果技能评价是形成性的和"低风险"的,包含考
官反馈的长考站就有可能较少。只要遵循基本原则,对形式进行调整,可以使
教育价值最大化,提高有效度和可行性(知识框 15.2,图 15.6)。

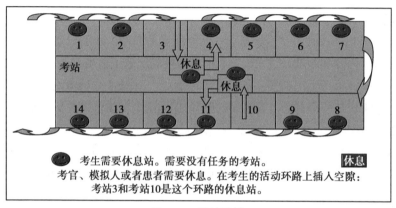

图 15.5 设计路线

知识框 15.2 能力
能力是:
- 复杂的
- 高度整合的
- 根据内容和情况而定的

评价需要:
- 定量和定性的信息
- 专业判断
- 不同来源

你需要:
- 充分抽样
- 不同的考官
- 一系列情境

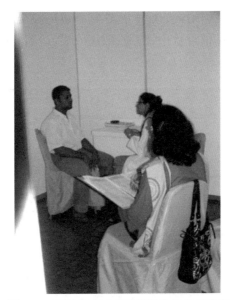

图 15.6　国际家庭医学客观结构化临床考试

考站内容

考站目标必须明确,对考生、标准化病人和考官公开透明。越来越多的技能评价依赖于使用标准化病人、模型或模拟人(图 15.7)。招募和培训标准化病人非常困难。在可行的情况下,真实的患者增加了真实性,并提高了效度。

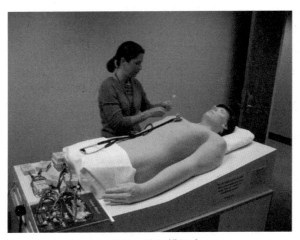

图 15.7　使用模拟人

整合各考站评价的构架可以提高效度和信度。仔细规划内容可以确保有广度的技能评价,例如沟通技能可以在不同的情境中进行评价。在私密检查

中,将标准化病人"接"到检查模型上,这样就可以将交流融入技能中。在图
15.8 所示的 14 个考站的评价中,沟通、数据收集、诊断、管理技能和专业素质
都可以进行评价。

案例号	客观结构化 临床考试时间	站点号
1. 沟通技能		□优秀 □胜任 □不佳 □差
2. 数据收集技能		□优秀 □胜任 □不佳 □差
3. 考试和实践技能		□优秀 □胜任 □不佳 □差
4. 管理和调查		□优秀 □胜任 □不佳 □差
5. 职业素养		□优秀 □胜任 □不佳 □差
总体评价		□优秀 □胜任
判断合格/不合格		□不佳 □差
考官: 日期:		

图 15.8　一个全科医学研究生技能评价评分表

评分表必须提供文字描述,考官必须经过培训,并能正确使用这些描述。

　　一个能力较弱的学生在各站中的表现基本都会被认定为不合格。有些
人主张建立单一的"杀手站"。在这个考站,不满意的表现就意味着整体的
失败,例如复苏。但是,将这样的权重放在一个考站上是不公平的,因此这是
不可取的。一个强大的标准制订程序必须可以决定是否由设定的考站数量
和(或)总体平均成绩决定合格/不合格的。

计分制度

　　对照项目清单进行打分,并没有想象的那么客观。有证据表明,综合评

分,特别是医生的评分,有同等效度(图15.8)。但两者都不是判断胜任力的"金标准"。打分可以由标准化病人(在北美使用)或考官完成,但是必须按照计划对评分员进行培训。他们应该熟悉理解标准,并有明确的文字描述来定义综合判断(知识框15.3)。检查表更适合于初学者的本科技能评价。随着专业知识的发展,需要综合判断评价的结构。

知识框15.3 以患者为中心的诊疗中综合"胜任力"描述示例词

在整体专业和道德层面,表现关心患者、以患者为中心的工作方法才是令人满意的"胜任力"。一名医生还应收集相关信息,进行适当的临床检查,并主要依赖证据来共享治疗。做到这些,即使没有监测,也是安全的。

评价

图15.9总结了技能评价所需的步骤。评价过程很重要,考生的反馈也是有意义的。考官和标准化病人也可以对考站提出建设性的意见。对心理测试学、效度、标准设定的复盘可以确保路线的改进。尽可能反馈所有考生的表现,并找出表现不佳的考生,给予进一步支持。我们不能忽视这些资源投入较高的评价和教育机会。

技能评价的优缺点

在"高风险"的能力技能测试中,解决情境特殊性对实现测试信度至关重要。技能评价可以确保充分抽样和标准化,这是避免情境特殊性的最佳途径。而传统的长案例和口试在逻辑上无法避免情境特殊性。限定考官的范围可以减少"鹰派"[2](hawk)和"鸽派"[3](dove)评分者的偏差。

技能评价的效度很难实现。在技能评价中,临床能力被分解成各个部分,整合性和真实性就会受到影响。技能评价是资源密集型的,而且经常会错过形成性反馈的机会。尽管如此,技能评价仍是合理评价临床能力的重要方法。我们需要确保重视技能评价在评价课程中提供的教育机会。

---

[2] 鹰派(hawk),政治名词,用以形容主张采取强势外交手段或积极军事扩张的人士、团体或势力。这里指比较严格的评分者。

[3] 鸽派"(dove),"鹰派"的反义词,这里指比较温和的评分者。

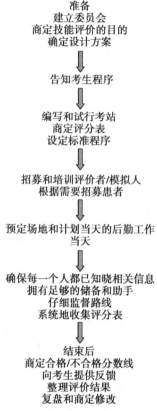

准备
建立委员会
商定技能评价的目的
确定设计方案

告知考生程序

编写和试行考站
商定评分表
设定标准程序

招募和培训评价者/模拟人
根据需要招募患者

预定场地和计划当天的后勤工作
当天

确保每一个人都已知晓相关信息
拥有足够的储备和助手
仔细监督路线
系统地收集评分表

结束后
商定合格/不合格分数线
向考生提供反馈
整理评价结果
复盘和商定修改

图 15.9 总结：建立基于技能的评估
（**setting up a skill-based assessment，SBA**）

延伸阅读

Downing SM. Reliability: on the reproducibility of assessment data. *Med Educ* 2004; **38**: 1006–1012.

Hodges B. Validity and the OSCE. *Med Teacher* 2003; **25**: 250–254.

Newble, D. Techniques for measuring clinical competence: objective structured clinical examinations. *Med Educ* 2004; **38**: 199–203.

Norcini J. Setting standards on educational tests. *Med Educ* 2003; **37**: 464–469.

Wass V, van der Vleuten C, Shatzer J, Jones R. Assessment of clinical competence. *Lancet* 2001; **357**: 945–949.

（译者：许迪　王璎瑛　审校：许迪　洪犟）

16

第十六章
工作评价

概 述
- 基于工作的评价以实际工作活动为评价依据。
- 评判要素包括疾病的转归、医疗过程或医疗工作量。
- 数据可从临床医疗记录、管理数据库、日志或观察中收集。
- 医疗档案汇总了各种数据，医生要对档案进行主动和持续的反思。

乔治·米勒(George Miller)于 1990 年提出临床能力评价框架(见第十五章)。该金字塔框架的最底层是知识(知道)，中间层是能力(知道如何去做)和表现(演示如何去做)，最上层是行为(做)。

在此框架中，米勒明确区分了"行为"和其他几个较低层次的能力，指出行为是临床实践中的真实行动，而不是在考试时人为创造情境中的表现。由于米勒框架并没有包含重要的情境因素，剑桥模型(Cambridge Model)在米勒金字塔的基础上进行了改良，把系统因素(如与其他医护人员的互动)或个体因素(如疲劳、疾病等)的影响也纳入评价框架(图 16.1)。

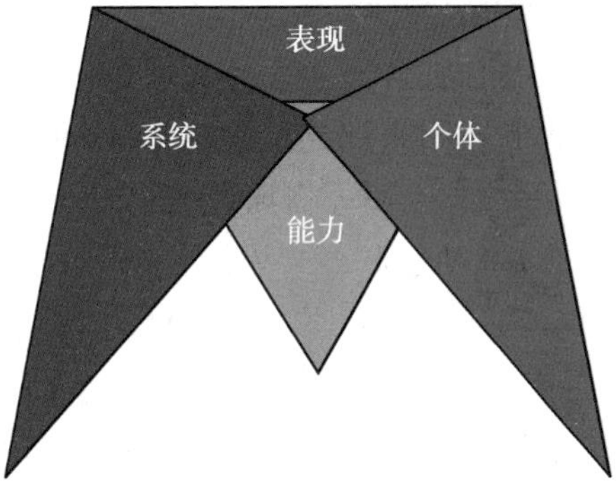

工作评价通过收集医生在日常医

图 16.1 剑桥临床工作能力评价模型
在此模型中，来源于医疗体系的外在因素和医生个体相关因素(如健康、精神状态)也会影响医生的表现。

疗过程中的行为信息，重点评价医生在整个系统中的工作行为。其他常用的评价方法，如多项选择题、模拟测试和客观结构化临床考试(OSCE)，都侧重于在可控情境中衡量医生的能力表现。表现和行为的区别在于假设，与考试情形下的评价相比,基于实际工作的评价能更好地反映医生的日常工作水平。

基于工作的评价方法

基于工作的评价方法有多种分类方式(图 16.2)。本章主要按两个维度分类。第一个维度是评判工作表现水平的要素,第二个维度是工作数据的收集方式。本章所涉及的评价对象主要为执业医师,但也适用于实习生。

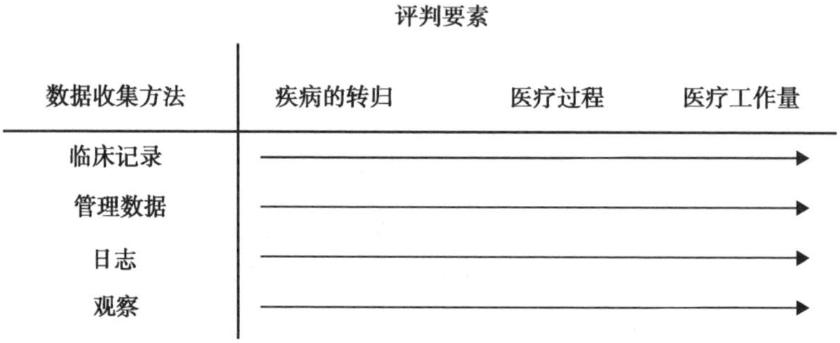

评判要素

数据收集方法	疾病的转归	医疗过程	医疗工作量
临床记录			
管理数据			
日志			
观察			

图 16.2 基于工作的评价方法分类

评判要素

疾病的转归

以心脏科医生为例,主要以急性心肌梗死发作 30 天内的死亡率作为疾病的转归来评判医生的水平。过去,一般都以病死率和发病率为疾病的转归,但近年来,临床终点(clinical end-point)的数量在不断增加。患者的体验、功能状态、成本效益和中间结果——如糖尿病患者的糖化血红蛋白(haemoglobin A1c,HbA1c)和血脂浓度,也都可作为临床终点。诊断错误也同样吸引了很多关注。毕竟,前面提到的多个临床终点是以正确诊断为前提的,而一个患有充血性心力衰竭的患者可能会符合哮喘诊断的所有标准。

无论是对公众、患者或是医生自己,疾病的转归都是评价医生水平的最好标准。从公众角度来看,疾病的转归能够很好地说明医生在工作中是否表现良好。就患者个体而言,可以根据医生治疗患者的结果来选择就医的医生。对医生来说,以疾病的转归评价他们,确保这是对医生本人工作作出的评价,能够如实反映其真实工作水平。尽管疾病的转归是较为理想的评价方式,但这种评价方式存在 5 个基本问题,即归因、复杂性、病例组合、患者数量及检测。

● 归因(attribution)——要对医生表现作出正确评判,疾病的转归必须要能完全归因于医生的个体行为。这显然不太现实,因为对患者的治疗和照护一般由处在医疗体系中的团队来完成。但近来,已有研究对医生在团队工作中的各项重要能力以及衡量这些能力的方法进行梳理。

● 复杂性(complexity)——因为病情的严重程度、并发症以及依从性不同,哪怕是患同种疾病的患者,他们病情的复杂性也各有不同。统计调整能处理部分问题,但不能完全解决问题。病情复杂性的差异会影响到疾病的转归。因此,很难比较医生表现或制定统一标准。

● 病例组合(case mix)——有多名不同医生参与治疗的病例组合可能造成不均衡性,因而无法比较医生表现或制定统一标准。

● 患者数量(numbers)——要较好地评价医生的日常工作表现,需要有相当多的患者数量。按这一要求,结果评价仅适用于处理常见病的医生。然而,适用于一种或多种病情的复合标准有望解决特定疾病(如糖尿病、高血压等)患者数量不足的问题,从而提升评价的信度。

● 检测(detection)——需要利用监督系统对诊断错误作出准确的检测和分类。

医疗过程

要评判医生向患者提供的医疗过程,比如全科医生,要看他让多少 50 岁以上的患者做了结直肠癌筛查。一般的过程评价标准包括筛查、预防性医疗服务、诊断、处理、开处方、患者教育和咨询。此外,特定疾病的医疗过程也可以作为评判医生的要素,如糖尿病患者糖化血红蛋白的定期监督以及足部常规检查等。

以医疗过程作为评判标准,相比疾病的转归而言,有极大的优势。首先,医生对医疗过程有直接控制权,因而由归因所造成的问题大为减少。其次,以医疗过程为标准能降低患者病情复杂性所产生的影响。比如,按是否持续监测糖尿病患者的糖化血红蛋白来判断医生的表现,这一点不受患者病情程度的影响。再者,一些过程标准,比如免疫接种,是面向该类型所有患者提供的医疗服务,可减少病例组合带来的问题。

以医疗过程作为评判标准的主要劣势是,简单地按标准去执行,并不能为患者带来最好的结果。有些医疗过程和疾病的转归有较强的因果关系,如免疫接种。而有些过程,如测量糖化血红蛋白和疾病的转归并不直接相关。例如,定期为患者测量糖化血红蛋白的医生,并不一定会改变患者的治疗方案。此外,尽管过程评价标准不易受归因、复杂性和病例组合等的影响,这些因素的负面影响依然不可避免。

医疗工作量

评判医生工作表现的第三种方法是他们参与某种特定医疗活动的次数。例如外科医生做某种手术的次数。这种评价方法适用于研究已证明工作量与工作质量成正比的临床领域。

与医疗结果和医疗过程相比,以医疗工作量作为基于工作的评价标准具有一定优势,如归因的问题会大幅减少,复杂性的问题自然消失,而病例组合的问题根本不相关。但单纯地基于医疗工作量作出评价无法保证医疗活动的正确性。

数据收集方法

临床工作记录和登记信息

临床工作记录和登记信息是获取疾病的转归、过程和工作量等相关信息的最佳来源。外部审核可检验这些数据来源的有效性和可信度。然而,数据提取不仅代价高昂、耗费时间,而且提取工作常常由于数据不完整或难以辨别愈加繁琐。随着电子病历的推广使用,数据提取更为方便快捷。同时,还有些机构需要医生从自己的记录中提取,并提交评价信息。从医生处获取信息,经由外部审核,也不失为一个可行且可信的信息获取方式。

管理数据库

医疗体系的管理和财务报销需要建设大型电子数据库。从这些数据库里获取数据方便快捷,且成本较低。这些数据也可用于评价医生的工作表现,如成本效益或医疗错误。但数据库里的数据有时因为临床信息缺失,或有些数据仅出于记账需要而收集,并不能作为评价医生表现的唯一信息来源。

日志

医生,特别是实习生,经常以日志形式记录病例或手术,现在这类数据可利用移动设备来收集。根据记录的不同目的,一条日志还会附带其他的信息,如医生的角色、观察者姓名、医疗行为评判、患者的并发症等。日志不失为一种收集实体数据的好方法,也可在电子病历尚未广泛使用时,用来提取临床工作记录中的数据。

观察

通过观察医生的临床工作获取数据的方式多种多样,但必须遵循米勒对基于工作评价的定义,即对医生工作的观察应是一种常规或隐蔽的行为,避免在人为创造的、类似考试的环境中进行观察。观察有多种方式,也可由多人共同完成。最常见的基于观察的评价方式是由上级、同行(知识框 16.1)和患者(知识框 16.2)分别打分。护士及其他医疗工作人员也可以参与评价。以上人员的评分可以组合,形成多方反馈(Lockyer)。其他观察评价的形式包括:由标准化病人(经过训练能真实表现病情的非专业人士)找医生在诊室咨询看病,或借鉴英国医学总会(General Medical Council)做法,利用看病的录音或录像,观察评价医生的表现。

知识框 16.1　同行评价表范例

以下是 Ramsey 及同事设计的同行评价表,用于评价医生各方面的职业能力。请 10 个同行用该表格打分,从认知 / 临床技能和职业素养两个维度对医生的工作表现作出可信的评价。Ramsey 的研究表明选择同行的方法不会使研究结果产生偏倚,并且得出的结果与其他评价标准(如认证状态或测试分数等)具有相关性。

认知 / 临床技能

- 医学知识
- 门诊医疗技能
- 复杂问题处理
- 住院患者处理
- 解决问题能力
- 临床综合能力

职业素养

- 尊重他人
- 正直诚信
- 疾病的社会心理关怀
- 同情心
- 责任感

来源:Ramsey PG, Wenrich M, Carline JD et al. (1993) Use of peer ratings to evaluate physician performance. JAMA, 269, 1655-1660.。

知识框 16.2　患者评价表范例

以下是由美国保健研究和质量局发起的《消费者保健计划评价》（*Consumer Assessment of Healthcare Providers and Systems*，CAHPS）调查中患者评价表所列的问题。患者的回答为"是的，当然""是的，差不多"或"没有"。评分时需要平衡患者的年龄、性别和健康状态等因素。

问题

- 最近一次看病时，医生是否用容易理解的语言向你解释病情？
- 最近一次看病时，医生是否认真听你说话？
- 最近一次看病时，医生是否知道你病史中的重要信息？
- 最近一次看病时，医生是否对你说的话表示尊重？
- 最近一次看病时，医生是否用容易理解的语言告之有关你健康情况的信息？
- 最近一次看病时，医生是否花了足够的时间给你看病？

来源：The *Consumer Assessment of Healthcare Providers and Systems*（CAHPS）surveys of the Agency for Healthcare Research and Quality.。

医疗档案

医生通常会从各种来源收集与他们工作评价相关的数据。他们的档案可能包括与疾病的转归、过程或工作量相关的数据。这些数据来源于临床记录审核、日志或者患者和同行评价（图 16.3）。这里有必要具体说明档案里应包含的内容，因为医生自然会把他们最好的工作表现放进档案。但这一做法不利于进一步提高工作水平。此外，如果要比较各位医生的工作表现并作出反馈，他们的档案必须包含以同样方式收集的同类数据。否则，没有比较基准，也无法作出合理的比较。档案数据适用于形成性评价（如反馈），用于改进实际工作。最后，医生应对档案中的数据进行积极且持续的反思，充分有效利用档案。

小结

本章解释了在真实工作场景中基于工作的评价概念。评判的要素包括疾病的转归、医疗过程或提供的医疗工作量。数据来源包括临床工作记录、管理数据库、日志和观察。医疗档案汇总了各种数据，医生要对档案进行积极且持续的反思。

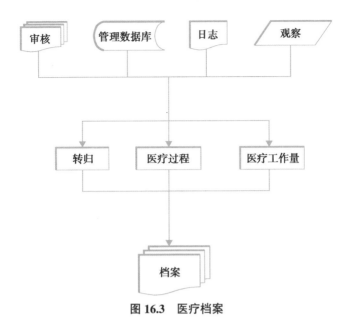

图 16.3 医疗档案

延伸阅读

Interprofessional Education Collaborative Expert Panel. *Core Competencies for Interprofessional Collaborative Practice: Report of an Expert Panel.* Washington, DC: Interprofessional Education Collaborative, 2011.

Kaplan SH, Griffith JL, Price LL et al. Improving the reliability of physician performance assessment. Identifying the 'physician effect' on quality and creating composite measures. *Med Care* 2009; **47**: 378–387.

Kogan JR, Holmboe ES. Realizing the promise and importance of performance-based assessment. *Teach Learn Med* 2013; **25** Suppl 1: S68–74

Lockyer JM, Clyman SG. Multisource feedback (360-degree evaluation). In: Holmboe ES, Hawkins RE, eds. *Practical Guide to the Evaluation of Clinical Competence.* Philadelphia, PA: Mosby-Elsevier, 2008.

McKinley RK, Fraser RC, Baker R. Model for directly assessing and improving competence and performance in revalidation of clinicians. *BMJ* 2001; **322**: 712.

Rethans JJ, Norcini JJ, Baron-Maldonado M et al. The relationship between competence and performance: implications for assessing practice performance. *Med Educ* 2002; **36**: 901–909.

（译者：黄华兴　审校：刘莹）

第十七章
评价的质量保证

概 述

- 公众、监管机构、院校和学生对基于评价结果为证据所作出的准确决定具有知情权。
- 质量保证(quality assurance,QA)是提供此类证据的最适当的方法。
- 通过认识不足、持续改进、质量保证提高评价过程的效率,降低争议结果出现概率或上诉的风险。

本章首先解释什么是质量保证以及它的重要性,然后概述设计质量保证过程(quality assurance process)时需要的 5 种决策类型。每个决策都经过了详细的思考,并通过 2 个例子说明了质量保证工作和标准,强调了确保质量保证能够在实践中成功实施的重要性。

什么是质量保证及质量保证必要性

质量保证是指实施有计划的、系统化的措施,以监测是否达到了质量标准,并对结果采取行动。除了制度或标准之外,伦理要求医学教育必须有质量保证。因为低劣的质量评价会有两种不良后果:

1. 让实践不合格的学生通过考试会危及患者的安全。

2. 对那些在学习上投入了大量时间和金钱的、具备胜任力的学生来说,不让其通过考试是不公平的。

设计质量保证过程

在设计质量保证过程时,需要作出 5 种类型的决策。如图 17.1 所示,进一步解释了每一个步骤,以及相互之间的影响。例如,评价过程中,不同的措施适用于不同的阶段。

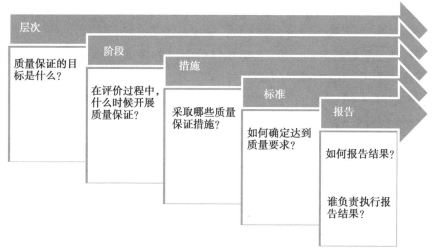

图 17.1　质量保证（QA）设计过程中的决策

质量保证的三个层次

质量保证的三个层次如下：

1. 单个项目、阶段或组成部分的评价。

2. 具有特定类型和目标的整体评价。

3. 整个课程的整体评价方案或评价策略。

个别评价类型［例如，多项选择测验或客观结构化临床技能考试（OSCE）］及其目标［例如，形成性或总结性；用于确定能力（通过／不通过）或对学生进行排名／评分］将影响其他质量保证设计过程的决策，如表 17.1 所示。

质量保证的三个阶段

质量保证的三个阶段如下：

1. 评价前，评价工作研制／过程设计中（前期）。

2. 评价结束后，结果公布前（即时）。

3. 作为下一次评价前质量改进措施的一部分（后期）。

质量保证措施

根据英国医学总会《促进卓越：医学教育标准和培训标准》（*Promoting*

Excellence：Standards for Medical Education and Training，2016）框架中确定的评价标准和要求，应考虑以下质量保证措施：

- 评价负担：是否使用了适当的评价类型组合？评价是否贯穿整个课程？
- 效度：如何确定评价内容？如何确保是否适合？
- 基于学生能力的区分：在整体评价中，"熟练的人"（或合格的执业医师）会比"新手"（或本科生）表现更好吗？
- 信度：一个学生的同一种操作，在不同版本的考核和（或）考官那里能获得相似的分数吗？
- 项目/考站的准确性和性能：综合素质更好的学生在某一项目/考站表现不佳，反之亦然。学生在某一项目/考站上的表现不佳是否与题目错误有关（例如，有可能2个答案都是正确的）？
- 教育的影响：如何反馈给学生？
- 考官的影响：所有的考官都受过培训吗？如何比较每个考官的评分差异（区分"鹰派"和"鸽派"）？不同的考官对某一特定学生表现的分数是否达成一致（评价者之间的信度）？
- 公平：学生的成绩是否受到种族或性别等影响？是否给予残疾学生适当合理的调整，使他们能够完成评价？
- 标准制定：是否采用了适当的方法来设定考核的及格分数？

质量保证标准

评价的质量通常被认为是由信度决定的。然而，这些信息（如信度系数）并不能使决策者知道是否需要改进或需要什么样的改进。必须制定标准，对质量保证措施达成一致，才能对结果进行比较。遗憾的是，目前的医学教育中没有一套普遍认可的评价标准，定量标准并不适合某些措施（表17.1）。因此，在制定质量保证措施的标准时，需要一定程度的实用性。表17.1举例说明了两种特定类型总结性评价的质量保证措施和相关标准。本章末尾的"延伸阅读"提供了表中提到的方法和标准等信息。

质量保证结果的报告和决策

必须考虑，如何报告质量保证项目的结果，向谁报告，以及谁将负责对结果采取行动/作出决策。要以一种易于理解的形式提供结果，并为决策者决策提供参考和选择。如果在一开始就与决策者讨论结果的最佳呈现方式，将有助于确保实施所有改进建议。一段时间内的持续性报告也将有助于找到质量方面的改进,从而证明质量保证(QA)改进措施的有效性(这些措施也应记录在下一次的质量保证报告中)。

确保决策连贯性并实施质量保证

舒维特(Schuwirth)和范德·弗伦丁(van der Vleuten)在第十四章中强调了上面列出的许多质量保证措施作为评价标准。同样在第十五章中,瓦尔·华斯(Val Wass)也指出了临床技能评价中效度、信度、情境特殊性、方案设计和标准设置的重要性。质量标准可以提供评价所依据的标准。然而,相比通过基于评价结果的整合行动计划,一个完整的质量保证过程意义更深远。

在正式开展评价前,需要结合学校实际确认质量保证过程的设计。具体的措施或标准可能由监管机构、政府或承担教育课程的部门来制定。其他一些质量保证措施需经过决策者同意,并由如专家等可调用资源来决定。

表 17.1　质量保证(QA)措施示例和两种具体类型的总结性评价的示例标准

措施	阶段	多项选择题(MCQ)	客观结构化临床技能考试(OSCE)
负担	前期	学生回答每一题需要多长时间? 实用标准:考虑问题的长度	可以设置多少个考站(例如可用考站和考核人员)? 务实的标准
	后期	学生的表现会在考试快结束时变差吗? 示例标准:>10% 的学生没有完成(或结果显示是学生在瞎猜)表明时间太短	学生的表现会在考试周期结束时变差吗? 示例标准:第一考站和最后一考站相差 5%,说明考试时间太长
效度	前期	考试设计是否完全覆盖? 示例标准:与计划相比,每个领域的项数不超过 +/−2 个	考试设计是否完全覆盖? 示例标准:每个考站至少横跨一个领域的三个层次
区分度	后期	表现好的学生在随后的类似评价中也表现良好 示例标准:相关系数 0.5	表现好的学生在随后的类似评价中也会表现良好 示例标准:相关系数为 0.5
信度	后期	信度系数(如克朗巴赫系数 Cronbach's alpha) 示例标准 0.7~0.9	信度系数[如克朗巴赫系数 Cronbach's alpha 和(或)评分者间信度] 示例标准:0.7~0.9
精度和性能	即时	如果答案有 2 个选项,就要检查是否是表达不清 如果平均分数很低(如低于 25%),则检查是否使用了正确答案	如果学生针对特定患者的考核得分很低(如平均比其他患者低 5%),检查患者的病史,以确保所有领域都可以评分

续表

措施	阶段	多项选择题（MCQ）	客观结构化临床技能考试（OSCE）
精度和性能	后期	使用所有答案选项 示例标准：5% 的学生选择每个选项 学生在一个项目上的得分与所有其他项目的得分的相关性（item-rest） 示例标准：> 0.2	学生在一个考站和所有其他考站点的综合得分之间的相关性（item-rest） 示例标准：> 0.3
反馈	后期	反馈所获得建议与意见 标准示例：75% 的学生表示满意	反馈所获得建议与意见 标准示例：75% 的学生表示满意
考官	前期	无	所有的考官都受过培训 示例标准：100% 出勤记录
	后期	无	分析考官水平的分数并反馈给考官 示例标准：没有考官的分数中位数是大于考站的总体中位数 +/−10%
公平	前期	项目包括的患者类型 示例标准：至少 40% 的项目有女性患者	每个考站包括的患者类型 示例标准：至少 40% 的考站有女性患者
	即时	对所有残疾的学生进行合理的调整 示例标准：没有未作出调整的报告	对所有残疾的学生进行合理的调整 示例标准：没有未作出调整的报告
	后期	根据学生特征分析的学生成绩 示例标准：没有特定的特征会影响分数 >5%	根据学生特征分析的学生成绩 示例标准：没有特定的特征会影响分数 >5%
标准的制定	前期	所有过程是预先确定的，并且有足够的评价专家在场 示例标准：实施至少有 10 个评分者的安戈夫方法[4]（Angoff）流程	
	后期	分析项目水平标准和学生表现之间的关系 示例标准：标准答案与学生答对比例之差 <30%	考官在他们的任务评分和标准设定判断上是一致的 示例标准：标准设定类别与平均分之间有正相关关系

注：注意，并非所有可能的质量保证措施都包含在这个表中，还有一些报告被排除在该表之外。目的是概述关键措施，并说明评价类型对质量保证过程设计的影响。所有提供的标准都应该是"循证"，可以适当修改。

---

[4] 安戈夫方法：首先，要求专家形成"最低能力受试者"的概念；其次，要求专家判定测验的每一个项目并赋值，即最低能力受试者能正确回答的项目赋值 1，不能正确回答的项目赋值 0；最后，计算专家在测验中对最低能力受试者评定平均值，该平均值就是所设定的标准。

上面强调的一些质量保证措施需要很好地理解统计数据。统计学中涉及评价和表现的特定分支被称为心理测量学。可以用免费的软件来进行心理分析(例如,评价系统公司的 Excel 工具,用于分析多项选择题的小范围数据),但关键在于确保使用适当的方法,以及正确解释结果。质量保证必须经得起质量保证过程的检验。

小结

本章解释了质量保证为什么重要。使用 5 种决策类型、精心设计的质量保证让公众和学生相信评价是公平的、有力的和符合目的的。然而,质量保证也应该帮助那些负责评价的人确定工作的优先级,改进评价,从而减少长期评价管理的负担。发布质量保证计划以及过程性的结果,将使这些过程变得透明,从而强化评价过程。计划应该解释质量保证设计决策的基本原理,特别是针对结果的具体措施、标准和责任。一个过大或繁琐的质量保证计划实际上可能会阻碍质量改进。所以,一开始就要了解可用的资源,考虑质量保证和质量改进,以及必要时如何增加资源。

致谢

西莉亚泰勒(Celia Taylor)由英国国家健康研究所:应用健康研究和医疗机构(NIHR CLAHRC)[5]倡议资助。本章的研究项目独立,所表达的观点是原著作者的观点,并不代表 NHS、NIHR 或卫生署(The Department of Health)。

延伸阅读

Cizek G, Bunch M. *Standard Setting: A Guide to Establishing and Evaluating Performance Standards on Tests*. Thousand Oaks, CA: Sage Publications, 2007.

General Medical Council, *Promoting Excellence: Standards for Medical Education and Training*. General Medical Council. London, 2016.

National Board of Medical Examiners, *Constructing Written Test Question for*

---

[5] NIHR,National Institute for Health Research,英国国家健康研究所

CLAHRC,Collaboration for Leadership in Applied Health Research and Care,应用健康研究和医疗机构

the Basic and Clinical Sciences. NBME: Philadelphia, PA, 2002.

Pell G, Fuller R, Homer M, Roberts T. *How to Measure the Quality of the OSCE: A Review of Metrics-AMEE Guide No. 49. Med Teacher* 2010; **32**(10): 802–811.

Rust J, Golombok J. *Modern Psychometrics: The Science of Psychological Assessment.* London, UK: Routledge, 1999.

（译者: 王岩　审校: 钱文溢）

第十八章

学习困难的学生

概　述

- 支持学习困难的学生是所有教师的一项基本职责。
- 学习困难的学生所遇到的困难种类众多、成因复杂。
- 教育评估面谈有助于找到学生学习困难的原因。
- 干预措施应该个性化且全面,单次干预就可以有很好的效果。
- 随访以及与其他支持者协调配合很重要。

君子之过也,如日月之食焉。过也,人皆见之;更也,人皆仰之。

——《论语》

引言

在当今教育环境下,放弃学业困难的学生从文化、经济和伦理的角度来说都是不能接受的。

——布朗和伊万斯(Brown & Evans,2005)

学习是一个连续的过程。在所有的学习经历中,我们大多数人都会在某些关键时刻经历挣扎或失败。许多学习理论的专家认为,这些失败之处恰是取得巨大突破的地方,因而显得尤为关键。克服困难之后,我们更加善于应对未来的挑战,而且也许能够更好地理解和共情他人,包括学生。

现代医学欢迎来自传统医学背景和非传统医学背景的学习者,也欢迎来自世界各国和各专业、有经验的学习者。这些学生的各式才能(智力及实践能力)和心智成熟度不同,他们有着彼此各异的生活经历和不同解决问题的能力,而且每个人都是天生的多维度高效学习者。学习者的这种多样性在学习情境中既有优势,也有不足。要知道,许多进入医学院的学生是来自传统教学体系的高中生,尚未做好自主学习的准备,而自主学习是医学院必备的学习方式。我们的目标并不是只为学习困难的学生提供帮助,更要给所有的学生给予学业支持,让他们成为自主的终身学习者。因此,学业支持应具有多样性,去帮助多元的学生群体。

通常,学业支持仅为那些没有通过考试的学生提供帮助,使他们下一次能够通过考试。这种学业支持只是把相同的东西多教几遍。然而如果第一次教学未能起到作用,那就没理由相信第二次相同的教学能把学生教会。学业支持若注重如何让学生通过考试,而不关注如何让学生成为一名卓越医生,那么学生也只会重视考试而不注重学习和成长。

帮助学习有困难的学生是教师的一项基本职责,其主要目的就是帮助学生养成一种成熟且有效的学习习惯,这样的好习惯将支持他的整个职业生涯。

因此,教师的任务包括如下内容:

- 辨识出有学业困难的学生。
- 深入调查其原因。
- 给出学业困难的诊断。
- 予以真诚的反馈。
- 协助实施帮助学生克服困难的策略。
- 如有必要,进一步随访。

学业困难的学生有哪些表现?

学业困难学生的某些表现比较明显,也有一些方面并不明显。通常有以下这些表现:

- 笔试或实践考试不合格。
- 出勤率低。
- 职业素养有问题,例如剽窃、迟到、学习态度不好等。
- 不会接诊患者或不会报告病例。
- 为小组学习所做的准备不足。
- 迟交或不交作业。

(Ford et al., 2008)

我们有时可以看到,当某些学生被小组孤立时或是不愿意加入小组的教学和讨论环节时,看起来会比较焦虑或沮丧(知识框 18.1)。有意思的是,其他成员通常是了解这些学生的感受的,并且会表达关心。

知识框 18.1　学习困难的表现

学生 A：阿迪尔在第三学年末出现学习困难，他的笔试成绩不合格，客观结构化临床考试（OSCE）考了 B。在第二学年的时候，他还是一名优等生，但在一次笔试考砸后，一部分课内作业开始不及格。

学生 B：理查德是一个焦虑的学生，他在笔试中考得很好，但实践考试时不自信。他会在老师下课之后留下来，问许多问题，期望可以彻底地理解所有内容。他不太清楚每一场考试的性质，也似乎没有理解隐性课程内容。

学生 C：伊丽莎白是个优等生，在第三学年的第一次临床技能考试（OSCE）中不合格，不过她的笔试总是高分通过。

学生 D：图安是一个国际学生，在实践考试和医患沟通方面遇到困难。他的导师既担心他与患者的关系，又对于他经常不在病房的情况表示很忧虑。在与同学交往中，他常不合群，虽然他与其他国际学生住在一起，但出了学校就很少用英语交流。

学生 E：路易丝在第三学年年末的时候实践考试不合格，笔试勉强通过。她在课堂和病房的出勤率都很低，不过还算可以。老师们已经注意到她参与度似乎不够，但是还没有和她谈这个问题。

这些学业困难学生的典型表现与文献描述的有学业困难的住院医师规范化培训学员情况相似（Paice & Orton，2004）：

- 临床表现差。
- 无法解释的缺勤。
- 固执。
- 情绪失控。
- 无法得到别人的信任。
- 诚信问题。

学生为什么感觉困难？

每个学生感觉困难的原因都不相同，这些原因彼此交互。学生之间不会表现出完全相同的困难，他们也不会采取同样的应对方式。图 18.1 是一所学校在 6 年中与 120 名有学业困难的学生进行教育评估面谈之后，根据不同主题总结的学生感觉困难的原因，每个学生通常有不只有某一方面的困难，这些困难之间的关系错综复杂、相互依存。但很显然，我们有必要制订一些个性化

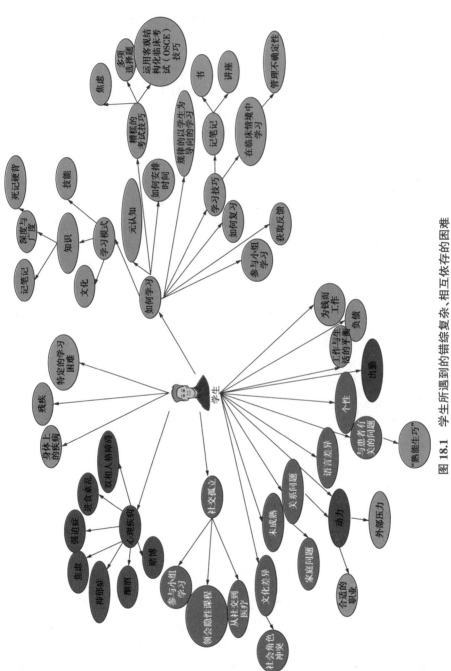

图 18.1　学生所遇到的错综复杂、相互依存的困难

的整体性方案来帮助那些有学习困难的学生。

与一般认知不同的是,恰恰是前期成绩较好的医学生在面对如何高效学习时会遇到困难的概率越高。学习方式比较单一的学生和不会融会贯通的学生也会遇到类似的困难。这些困难包括记笔记、临床实习、时间管理、制订学习计划等学习技巧,也包括制订计划、与同学一起小组学习等方面的困难。学习如何做医生是一个系统工程,它要求在以患者为中心的职业实践中整合知识、技能与素养。事实上,这是一个复杂的学习历程。

心理疾病、身体疾病、学习障碍和特定的学习困难(如阅读障碍)这些是在普通人群中相对常见的、引起学习困难的原因,也存在于医学院的学生群体中(知识框 18.2)。这些问题常常与其他状况交互作用(比如抑郁症常与孤立、学习动力以及小组中学习有关)。

知识框 18.2 问题清单

学生 A:阿迪尔因为有"超级记忆力",所以不愿意每天有规律地学习。通常选择在考前两周临时抱佛脚。第三学年的考试内容很多,他临时抱佛脚应付不过来。阿迪尔还是橄榄球俱乐部的重要成员,无论在球场内还是球场外都很重要。学期中,他每晚的社会活动都排得满满的。

学生 B:理查德对于工作和生活之间的平衡把握得不太好,绝大多数夜晚和所有的周末他都在学习。在学业负担的重压下,他并不能真正深刻地理解知识。理查德常不合群,很少出去放松娱乐,也从来不在任何一个小组内参加学习。

学生 C:伊丽莎白学习理论知识的能力很棒,她把这些学习技巧应用到临床技能的学习过程中(重点看书、做笔记和思考问题,不注重动手操作练习或接受反馈)。伊丽莎白不太习惯为患者做检查,因为她认为自己是个新手,技能不熟练。当给患者治疗时她会感觉不舒服。

学生 D:图安的英语口语很正统,但在通俗英语表达和发音方面存在困难。在采集病史的时候,图安的问诊内容比较僵化,这种机械的问病史方式阻碍了他拉近与患者之间的距离。

学生 E:路易丝正处于注意力无法集中、饮食和睡眠困难等处境。很显然,我们需要在谈心中告知她已被诊断为抑郁症。为了能够跟上学习进度,她凌晨 3 点起床看书学习。这让她觉得很痛苦,但并不了解自己事实上是生病了。

与此类似,学习动力和出勤情况的问题,也与许多其他困难交互作用(如图 18.1 所示),而且这种相互交织的情况无法用一张二维图准确地呈现。

相较于图 18.1 的复杂性,图 18.2 概括了 4 个导致学生陷入学习困难的交叉重叠方面,包括健康状况与家庭环境、个性与行为模式、临床能力、组织管理(图 18.2)。有意思的是,当学习者陷入困境时(如轮岗值班、人员配备水平),人们经常关注到"组织管理问题",并讨论"组织"所发挥的作用。与此相似,组织管理因素可能是医学院里决定医学生表现的重要因素,却容易被忽略。

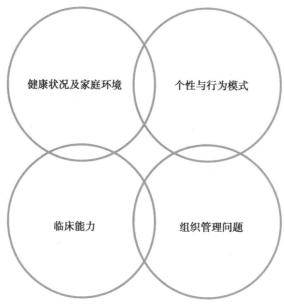

图 18.2　造成学生陷入学习困难的 4 个交叉领域

教育评估面谈——作出"教育诊断"

非常值得我们去做的一件事是:安排时间,与学生做一次正式的、目标明确的、友好的讨论,深入探究他出现学习困难的可能原因。有时候,这样的一次面谈可能是学生第一次有机会讨论他的学习问题。

有助于展开讨论的话题包括:

- 呈现问题
  ◇ 学生把什么样的情况视为有问题?
  ◇ 他们认为什么原因导致这些问题的出现?

- 关于学习
  - 学生如何学习书本知识？
    制订计划
    预习
    复习
  - 学生如何学习临床技能？
    预习
    练习
    反馈
  - 学生如何学习临床沟通技能？
    预习
    练习
    反馈
  - 学生有什么样的学习模式？
    他们是否规律学习？
    他们每周学习多少小时？
  - 在照护患者中的学习
    学生每周完整接诊多少位患者？
    他们在接触患者的过程中是否遇到了什么困难？
  - 学生如何归纳整理他们的笔记／学习资料／文件？
  - 学生在笔试／实践考核中表现如何？
- 个人情况
  - 住宿
  - 人际关系
  - 经济问题等
- 出勤
  - 学生的出勤率是多少？
  - 上周他出勤了哪些课程？
- 学习动力
  - 在学生的人生经历中，哪个时刻是他觉得自己最有动力想要成为一名医生（动力值范围是 0~10）？
  - 现在这个动力值是多少（动力值范围是 0~10）？

这里的许多问题并没有"正确答案",而是围绕一个个主题进行探究,例如,当问到"你的家族中有没有人从事医疗行业的工作",可以洞察那些来自家庭的压力因素。

整个面谈过程是在模拟医生问诊一名病史复杂的患者,探寻学生的想法与行为,分析他的想法、行为与影响出勤的因素如何相互作用。与学习困难的学生面谈,我们需要用到的沟通技巧其实就是每天与患者沟通时所用的技巧(参见本章"延伸阅读")。当然,这个教育评估面谈的作用和结果与医患沟通并不相同,只不过沟通技巧是一致的。

干预措施

以学生为中心的教育评估面谈其本身即可被视为一项干预措施,它能够帮助学生寻找成绩不好的原因、制订计划、克服困难。当干预措施由学生自己构想,并且措施是针对学生个人多方面困难而设计,干预效果可能会非常显著(知识框 18.3)。

知识框 18.3 干预措施

学生 A:在老师们的鼓励下,阿迪尔每天放学后,先去图书馆学习,然后再回家或者去酒吧。他花 2/3 的时间复习当天所学,花 1/3 的时间去预习第二天可能要学的内容,然后他发现这样学习特别高效。阿迪尔还尝试了许多不同的记笔记的技巧,对康奈尔笔记法做了修正,以确保他在复习的时候也是主动学习的状态。

学生 B:理查德开始记录自己的学习日记来对比他和同学的学习时间。他报名参加了学生会的象棋俱乐部与戏剧俱乐部。同时,他还加入一个有另外 6 名同学的客观结构化临床考试(OSCE)学习小组。现在,通过与其他同学对比,理查德能够感知到自己学习的深度与广度,也会与同学一起讨论考试和潜在的课程内容。

学生 C:伊丽莎白开始尝试允许自己做一名初学者。然后,她发现当她和患者介绍说"我是一个医学生,是来这里学习的",就感觉到自己被神奇地赋予力量。她选了一门"如何学习临床技能"的课程,并积极地与同学们在一个临床技能学习小组学习。

学生 D:图安去上了英语会话课,增加了自己对语言的信心。他的导师向他介绍以患者为中心的整体化医疗模式,教他如何采集病史,并且带着他去病房练习采集病史,再给他一些反馈。图安得到各方面的鼓励,他加入俱乐部和学习小组,与同伴交往并建立友谊,发展良好的人际交往能力。他还住进了学校的医学生宿舍。

学生E:路易丝被建议去看全科医生,接受抑郁症治疗。同时,随访确认她仍在继续学习。通过与她的导师协商,允许她重修第三学年的课程。之后,她顺利进入第四学年,且无明显的学习困难。

导师向学生提出的简单且目标明确的建议,往往产生明显效果。这样的建议可能包括:

- 一次谈话,帮助学生设定未来目标,并制订学习计划。
- 在回家之前先去图书馆学习。
- 围绕制订一个规律学习的计划,也许是基于一个简单的时间表或者是一个公开的学习目标。
- 强调与同学一起学习的重要性,就如何展开同学之间的小组学习给出可行性建议。
- 通过"正螺旋上升"的方式改善学习动力,例如,通过学习第二天门诊可能会遇到的主题(在哮喘门诊之前学习哮喘治疗指南),形成激励性的正向情感反应,可以鼓励学生持续学习。这种帮助学生意识到他们可以调动自己的学习动力的方式是一种变革性的策略。

学生可能没有感觉到他们身边有庞大的支持系统。在绝大多数的医学院或他们所在的大学里,这些学习支持系统包括学系的研讨会、一对一辅导、教育心理学家提供的正规评估。学生会或者学院通常还会提供借贷和福利方面的建议。所有的医学院都有心理咨询服务,许多人可以接受心理治疗,如针对抑郁症、职业焦虑症等疾病的认知行为疗法。所有学生都应该接受过某种类型的个体心理辅导。然而,近来有研究证据提示,从学习的角度看,在临床情境中进行整体性学习是学生最有效的学习方式,因为这种方式可以帮助学生将他学到的所有内容整合到真实的临床实践中。

医生和导师的角色会有冲突。因此,明智的做法是,如果在学术上指导了学生,那么在医疗中不要对他提供照护。不过有时候,如果你对一个尚未诊断的情况有疑问,可以写封信让学生转交给他们的全科医生,这可能会有帮助。

导师如果遇到一个学习困难的学生,他可能直接给出建议,也可能转荐给其他人。然而,所有的干预策略均应保持随访。常见的随访形式是来自学生的一封简单的电子邮件,表示他们已与自己的导师或全科医生或学习支持者见面。

结果

学业支持显然永远都不应以帮助学生通过考试为目的,而是应该以帮助他们成为合格的医生为目标。与此同时,他们也通过了考试。需要注意的是,顺利读完这个专业并不是学习困难的学生获得的唯一积极成果。如果学生发现自己不想从事医疗行业,那么转到其他专业就是更合适的选择,或者可以带着学分离开。还有一部分学生在克服学习困难的过程中得到帮助,但仍未能达到考核标准。这个不合格也应被视为保护患者的正向结果。

预防和早期干预

早期判断出学生的学习困难状况并予以早期干预,是学业支持工作的难点,仍然是关键性的挑战(知识框 18.4)。其中一个原因可能是,我们把学习困难的学生视作一个独特的群体,不同于其他同学。现在我们来挑战一下这个假设。

知识框 18.4　早期表现

学生 A:阿迪尔大三时与第一位带教医生见面。带教医生觉得他很聪明,虽然知识可能不像其他同学那么扎实,但在临床实践中的技能练习时充满动力。于是,带教医生就问阿迪尔晚上学习时长,才得知他很少学习。在随后的几个星期,带教医生给阿迪尔布置了规律的家庭作业,要求预习新课。于是阿迪尔逐步养成了规律学习的习惯,在年末的客观结构化临床考试(OSCE)中表现不错,理论课考试也考得很好。

学生 B:理查德是一个焦虑型的学生,他在笔试中成绩优异,但一到临床上,面对患者时就没有信心。他似乎与其他同学比较疏远,对课程最近发生的一些变化并不了解。系里的助教在理查德身上发现了不少自己的影子,于是把周五上午的教学时间改为小组学习——理查德在小组学习中对知识方面贡献很大,其他人则在临床技能方面帮助他。学习之后,他们一起去医院食堂吃午饭。

学生 C:病房护士们发现伊丽莎白可以回答许多问题,但是不愿意接触太多患者。就像她说的那样,“不想伤害他们”。护士们很同情她,于是邀请伊丽莎白一起查房,并做观察者。第二天,她们还主动提出陪她一起去给患者抽血。

　　学生 D:图安是一个国际学生,极少在病房看到他。带教医生在一周后打电话喊他来病房,想了解一下是什么情况。图安承认自己感觉很孤独、想家,而且觉得英语口语太难了。带教医生让医院的同学们与图安一起工作,形成一个口语化的英语环境,比如他们首要任务是举例列出"pop"这个词的所有用法。当同学们意识到这个词有太多用法时,都大笑了起来,图安也收获了好几位非正式的指导老师。

　　学生 E:路易丝在第三学年刚开学的时候出勤率很低,F2(fellow 2,高年资住培医生)告诉带教医生他很担心路易丝。带教医生给医学院打电话,用了两周时间才终于找到她的导师并见到她。很明显,路易丝处于抑郁状态,并联系了她的家庭医生。

　　学习困难的学生原则上是由考试不及格定义的。分数低于及格线的学生就是学习困难生,需要辅导;分数高于及格线的学生就没问题,这显然与真实情况不符。从最困难的学生到最不困难的学生,这个中间是连续的,并没有一个分界点。随着时间推移形成第二个连续体,极度困难的学生通常显现得比较晚,通常要经历一个长时间的逐渐累积的(并且会多次消失的)困难表现。

　　特别要强调的是,有效学习的特征就是在困难中挣扎,然后去克服这些困难。事实上,耶基斯和多德森(Yerkes & Dodson,1908)曾有一个巧妙的实验揭示,对于复杂任务,当增加刺激时会促进学习;在刺激增加到一定程度之后,学习就开始减少。与此类似的,维果茨基(Vygotsky,1978)的"最近发展区"理论(zone of proximal development)也强调教师在学生应对困难过程中的角色,教师既创造有难度的挑战,也在学生克服困难时施以援手。如果没有教师的支持,学生很可能无法克服这些困难。

　　因此,向学生发起挑战,并且帮助他们学会如何克服这些困难,这是每一个教师的角色。尽早参与进来,帮助学生洞察挑战,并发展出克服学生困难的策略,这也是每一个教师的职责。如前所述,临床教师具备这些能够与学生展开对话的技能。

问题

医学院与医院之间的交流非常重要,学生需要确信医学院会帮助学习困难的同学,因为这一点在有些学生看来可能有点儿意外。

因此,很有必要将以下情况纳入考虑:

● 与其他导师、医学院教师或临床教师相互联系,信息共享,让所有人都了解情况,这很重要。

● 信息应该登录在一个中心位置,便于浏览,避免重复。

● 随访很重要,以免疏忽。

● 最后,对于那些与学习困难的学生一起工作的导师,有必要与同事一起合作,相互分享问题,或参加正式的督导,以免疏离,确保以一个平衡的视角来观察这些问题。

参考文献

Brown J, Evans DE. Supporting students who struggle academically. *Higher Educ Acad J* 2005; **01.8**(01.8): 26–27.

Ford M, Masterton G, Cameron H, Kristmundsdottir F. Supporting struggling medical students. *Clin Teacher* 2008; **5**: 232–238.

Paice E, Orton V. Early signs of the trainee in difficulty. *Hosp Med* 2004; **65**(4); 238–240.

Vygotsky LS. *Mind in Society: The Development of Higher Psychological Processes*. Cambridge, MA: Harvard University Press, 1978.

Yerkes RM, Dodson JD. The relation of strength of stimulus to rapidity of habit-formation. *J Comp Neurol Psychol* 1908; **18**: 459–482.

延伸阅读

Evans DE., Alstead EM, Brown J. Applying your clinical skills to students and trainees in academic difficulty. *Clin Teach* 2010; **7**(4): 230–235.

Sayer M, Chaput De Saintonge M, Evans D, Wood D. Support for students with academic difficulties. *Med Educ* 2002; **36**(7), 643–650.

Wingate U. Doing away with 'study skills'. *Teaching Higher Educ* 2006; **11**(4): 457–469.

(译者:王慧娟　审校:袁栎)

第十九章

职业素养的教和学

概 述

- 高标准的职业素养对于患者良好照护十分关键。

- 职业素养的教学方式主要为临床实习、研讨会、小组讨论以及引导下的自主学习。

- 通过小组讨论和反思性写作,加强对既往经验的批判性反思,是形成挑战假设和行为职业素养的关键。

- 通过学习者自身临床经验和患者的故事,提供有力证据、理论模型和指南,使学生参与度最大化。

- 榜样教育和隐性课程对学生的专业发展具有良好的效果,在任何专业课程中均需考虑设置。

- 职业素养的评价应与课程保持一致。

- 在专业实践中营造对患者、同事和自身友善的氛围,是培养职业素养最为有力的方式。

引言

众所周知,医生执业需要的不仅仅是良好的临床技能和知识,职业素养也同等重要。它能够让医生合理执业,与同事和患者建立良好关系,进行高质量的伦理关怀以及确保患者安全。高标准的职业素养可降低投诉和医疗错误的风险,并防止学生和医生产生倦怠心理。既往观点认为,学生在接受培训期间,能够潜移默化地学习医学专业的价值观和技能,但目前大众认为不是每个人都这样。因此职业素养已成为研究生和本科生课程的关键要素。

为了培养教师和学生的职业素养文化,职业素养这个主题应该贯穿整个课程。专业课程应该呈螺旋式开展,以便学生在学习过程中重新审视、扩展、整合和应用所学习的知识。某些元素可以整合到现有课程中,例如,沟通技巧培训或基于问题的学习。其他方面需要安排特定的课程时间。一些基于知识的元素(例如道德原则和法律框架)可以在讲课中进行讲解。然而,职业素养的复杂与特定的情境性质意味着学生需要机会将他们的所学运用于实践。因此,大部分课程应该通过临床实习、研讨会、小组讨论和病例案例等方式开展。

什么是职业素养?

职业素养有许多不同的定义,从能力等级到"专业人士"的态度和价值观等。职业素养包括专业的工作、行为以及专业特性。随着医学生和医生职业生涯的发展,他们会培养各自的信念、价值观和领悟,以巩固他们不断发展的"专业身份"以及他们如何看待和定义自己是一名医生。以下是我们发现的两个职业素养的定义:

在日常执业中,习惯性和明智地使用沟通、知识、技术技能、临床推理、情感、价值观和反思,服务于个人和社会。

——爱泼斯坦和汉德特(Epstein & Hundert,2002)

专业人士是一个可以信赖的人,在没有人关注的情况下做正确的事。

——作者不详(unknown)

职业素养课程: 应该包括什么?

职业素养包括的不是临床知识或技术技能,而是对良好的临床实践至关重要的元素。与其努力定义职业素养的性质和界限,不如确定课程、场所或专业内容这些课程的重要元素,并确保学生有机会了解知识框 19.1 中的内容。同时,要确保你的课程与相关国家认证机构和研究生学院的专业学习成果相符合。随着新领域的出现,你的课程需要进行调整,例如,这些近年来的新兴元素、患者安全和社交媒体。

世界即良师;凡事皆课程;经历即教训;学习至睿智。

——斯文南达(Sivananda Saraswati)

知识框 19.1 职业素养元素:示例

技巧

- 道德意识和伦理推理
- 感知自身和他人的情绪

- 有效管理自身情绪和人际关系
- 时间管理和优化
- 适当认识和处理压力以及平衡家庭和工作
- 提供建设性和真诚的反馈
- 对反馈保持包容和支持
- 团队中有效地工作
- 识别和解决个人学习需求
- 运用有效的学习技巧
- 能够沟通和决断
- 适当使用社交媒体

个人属性 / 价值观

- 诚实
- 正直
- 可信度
- 责任感
- 共情能力
- 公平
- 勇气
- 不断进步的信念
- 对反馈的洞察力和响应能力
- 理解个人价值观

知识和理解

- 专业指导和法律框架,包括临床操作适切性
- 伦理准则
- 如何评估能力
- 共同决策及其益处
- 专业精神的文化方面
- 有效团队合作和领导团队的模型

在临床实践中学习职业素养

确保学生在临床实习的同时学习职业素养和临床医学知识是一个特别

的挑战,尤其是在更加传统的课程中。我们可以使用多种方法来帮助实现(知识框 19.2)。

知识框 19.2　整合职业素养和临床学习的方法

- 制定案例演示指南,要求学生讨论道德和专业问题以及临床问题。
- 展示导师的案例示范视频,演示如何从临床案例中引出专业问题。
- 引导学生将患者、家属和其他专业人士的意见视为临床推理评估的一部分。
- 建立反思性学习小组,学生可以分享和探索不同的专业主题。
- 设计临床日志,要求学生记录和反思专业经历,例如"共同决策""道德困境"以及特定疾病和临床处置的经验。

反思实践

经历不是发生在你身上的事,而是你如何处理发生在你身上的事。

——改编自奥尔德斯·赫胥黎《文本与前文本:评论选集》(*Texts & Pretexts:An Anthology with Commentaries*)

反思是一种认知活动,要求学习者充分参与探索,注意盲点,质疑他人的情绪反应、观点和假设,考虑替代观点并告知未来的行动。这种能力不是每个人都与生俱来的,但是可以通过反复实践、反馈和教师引导下的小组讨论、反思性写作或者一对一的指导方式等产生。在塑造批判性反思能力和培养善于质疑的学习者时,临床医生、导师和教师发挥至关重要的"模范"作用。

反思性小组学习

小组讨论能够使学生反思自己和他人的经历,并学会赞赏和讨论不同的价值观和观点。对于教学模式习惯于以说教为主的临床医生来说,促进反思可能并不容易。导师需要了解,大部分内容应来自学生,导师的角色是指导和帮助学生开展结构化流程,支持团队进行良性的合作,并解决与团队活力相关的任何问题。导师尤其需要注意有效的平衡支持和质疑两者之间的关系。在图 19.1 中,如果个人成长和学习表现符合图中右上角框内标准,那么学生和住院医生规范化培训学员会感到安全舒适,同时也感觉面临挑战,更积极地去探索他们的信仰、观点和困难等主题,更好地得出自己的结论,并思考其与未来角色的关联性。运用团体基本规则,例如尊重和保密,可以增加安全感。

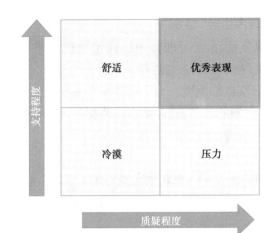

图 19.1 导师需要有效地平衡支持和质疑两者的关系
来源：Daloz，1986。

提出良好问题的能力是成功引导学生的关键。学生在结对、小组或通过书面反思时会分享他们的经历，在指导时可以使用反思模板，例如反思流程。（知识框 19.3）。

知识框 19.3　教师建议——提问以促进反思

探索问题并给出选项	结构化反思：反思流程
探索问题并提高认识： • 在谁眼里什么是好或是坏？ • 你在谈论这件事时有什么感受？ • 有其他解释吗？ • 你对自己 / 他人有什么假设？ • 什么阻止你采取不同的行动？ • 这对你职业素养的信念有何启示？ 产生改变的选项： • 你有哪些选择？ • 在这种情况下，你会给其他人什么建议？ • 在这种情况下，值得信赖的高年资同事会给出什么建议？ • 理想世界会发生什么？ 巩固学习，制订行动： • 下次你会以什么不同的方式做一件事？	体验：学习者体验一件正在开展的事件 发声："你看到了什么？""你听到了什么？" 分析："你感觉如何？""你的直觉反应是什么？""它对你有什么影响？" 概括："在这种体验中，什么适用于现实世界？""现实世界中的什么适用于这种体验？" 应用于医疗实践："作为医生，你可以将什么应用到你的工作生活中？""你如何应用它？"

资料来源：Midmer，2002。

尽可能使用"现实生活"经历

根据学生的真实生活经历进行小组讨论可能非常有效(知识框 19.4)。教师可以引导学生寻找与特定主题相关的经历(例如"患者体验""团队合作"),或者寻找并分享道德困境。为了保持学生的参与度,导师可以鼓励他们以不同的方式讲述他们的故事,或许从不同的视角讲述一个故事,使用绘画而不是文字,或者通过结构性的辩论。

知识框 19.4　教师建议——真实生活经历作为学习职业素养的触发点

在临床实践中学习

想象一次查房能够提供宝贵学习机会和在查房期间坐在图书馆里学习。你可以做些什么不同的事情来提高自己的学习能力?

职业界限

当面临朋友或家人向你寻求医疗建议的时候,当你发现自己与患者之间建立了一种不寻常的联系方式,或者当患者要求你做一些不符合常规医患关系的事情的时候,在这些情况下进行讨论,你将如何保持职业界限?

重大事件

想一想在病房、诊所或全科医生实习中,告知你或者你已经目睹"差点出事""重大事件"或医疗事故的时候。如果你参与其中,你会如何回应?

职业素养流失

确定你遇到与临床医学专业相关的问题。解释你为什么选择这个问题。

医生的多重角色

在你开始接受医学培训之前,你想象中初级医生的工作时间是怎样安排的? 你现在对初级医生的工作安排有什么经验?

自我意识

选择并完成在线心理测试。写下你的个性特征、喜好、优点和缺点。考虑这些因素可能如何影响你在临床实践中的团队合作。

在咨询中使用移动技术

回想一下你看到其他医学生或执业医疗卫生保健专业人员在临床中使用移动设备的情况。你认为移动设备使用是否合适和必要?

如果学生缺乏经验,使用其他触发因素

随着学徒制教学模式的消失,学生和实习生的快速轮转,学习者在讨论专业问题时可能缺乏相关的临床经验。在这种情况下,与健康相关的新闻报道、电影或诗歌可以成为有效的触发因素。这可以为学习者提供有关患者和医生的新视角。这些话题重点突出健康和医疗的情感问题。

反思性写作

通过纸质或电子档案等写作方式来探索经历或困境,可以使学习者外化他们的经历,揭示新的见解。反思学生的学术和临床表现(评价、正式和非正式的反馈、困难及成功),能够帮助学生确定需求、设定目标,并学习如何制订有意义的个人和职业发展规划。重要的是,要避免在实际记录中使用过于简单的反思,比如,只是要求学生记录做了什么,以及下次会做些什么不同的事情。使用具有挑战性的问题可以促进更加深入的反思(见知识框 19.3)。

研讨会

举办互动式研讨会能够为许多学习小组提供一个良好的学习环境。尽管案例场景写得再好,也可能与现实生活场景存在细微差别,并且二者的复杂性不尽相同(Spandorfer et al.,2010)。研讨会可以帮助学生将他们的临床经验与理论、模型和框架相互关联,以巩固专业实践。

鼓励建立个人情感和患者观点之间的联系

最好请演员为学生提供角色扮演、复盘和"回放"困难情境等,如团队合作问题或投诉。这可以让学生演练并培养重要的专业技能。来自医生和患者的个人音频、视频或书面故事可以帮助学生以一种扣人心弦的方式使自己与他人的情感及患者的观点联系起来。患者叙述的医疗事故及其对他们自己和家庭生活的影响,可以帮助学生认识到这些医疗实践更广泛的影响。

职业素养课程的挑战

由于职业素养难以定义,并且包括"软"技能,因此学生和实习生可能将其视为"模糊"的科目。他们可能难以与模型、理论、定性证据和故事互动,因为它们似乎不如更"清晰"的生物医学科学知识严谨和有效。解释模型背后的证据并使用成熟的行为规范(例如,GMC 专业指导、WHO 患者安全课程或 RCGP 社会媒体快速指导准则)有助于吸引"心不在焉"的学生。阐述在外科和麻醉学等专业的"非技术技能"培训计划如何提高患者安全,并与航空等其他高风险行业的培训发展相互联系,有助于证明职业素养学习的重要性。

学习者可能会发现难以处理的专业困境没有简单或单一的正确答案。找时间来公开讨论具有不确定性的问题,在设想的困境下共同努力整合证据、价值观和专业指南,寻找并证明正确的选择,并演练决策过程,这些对学生来说都非常有帮助。

鼓励更多教师支持与参与

许多经验丰富的临床教师可能从未正式开展职业素养教学,也可能不了解其在教学课程中的重要性。有学者可能认为,职业素养是在临床环境中潜移默化习得的,而对其特定价值没有充分的认识。知识框 19.5 中提出了一些方法,解决了教师内心对职业素养教学的抵触。

知识框 19.5　教师参与职业素养的教与学

- 在课程的早期阶段,如基于问题的学习案例(PBL),以及每当学生与患者接触时,培养职业素养。
- 确保在临床和沟通技能培训中教授和评估专业行为的元素。
- 在临床场所阐述职业素养的培养计划及其基本原理,并从临床环境中借鉴案例进行研究。
- 分享有关学生职业素养表现的数据。
- 收集证据,例如,关于职业素养不足与投诉、倦怠和停职之间的相互联系。
- 让学生参与教师的培训课程,从学生角度解释职业素养学习活动的价值。
- 阐述你的课程是如何与专业和认证机构的成果相联系的。

鼓励学生提出疑问,给予支持和反馈

学生在目睹一些专业行为过失后经常感到震惊或不安。例如,听到医生背后谈论他们的患者和同事,观察到与患者沟通不畅,或目睹不道德的做法。一般情况下,他们会很难接受这种行为,并且可能需要找到机会向导师进行反馈和倾诉。他们需要了解报告问题的组织程序,获得支持,解决他们的顾虑。导师要尽可能给学生提供反馈,这有助于防止他们产生愤世嫉俗的心理,并确保他们以后可以自信地提出疑虑。

认识榜样的力量和隐性课程

不管临床医生和教师是否意识到,他们是学习者的榜样。当临床医生和教师展示和示范专业行为、特质和思维过程时,很大程度上引领了学习者职业素养的发展。学生会遇到特殊的问题,比如,通过观察资深同事工作(隐性课程)学到的东西与通过正式的教学课程教授的知识相冲突;恪守以患者为中心

的原则,具有高尚医德并可以开展质量医疗照护的正面榜样,可能对学习者产生深远的影响。与此同时,消极的角色塑造者对学习者的态度产生不利影响。因此,这也解释了学生通过本科培训能够取得进步,部分学生却可能会发生道德感和同理心的缺失。

课程需要为学生提供在一系列环境中观察榜样的学习机会(图 19.2),并对此进行批判性反思。这样,他们就可以找到正面的信息,考虑如何在实践中加以应用。对不太有用的信息,他们进行反思,并考虑如何改进实践。教师发展计划需要提高教师对自己榜样作用的认识。无论何时,只要学生在场的情况下就要反思可能向学生传达的潜在负面信息。教师应利用一切机会向学习者讨论和解释其专业实践背后的意义。

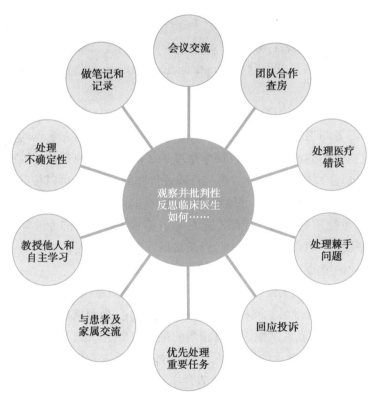

图 19.2 在临床实践中向榜样学习职业素养

评价职业素养

通过开发高质量的职业素养评价流程,可以向学习者和教职员工表明机构对职业素养的高度重视。重要的是,评价过程要符合规划的职业素养学习的成果和目标(知识框 19.6)。

知识框 19.6 职业素养评估方法

- 反思性文档
- 情境判断测试
- 道德或专业困境的处理[例如在客观 / 综合结构化临床考试(objective/integrated structured clinical examination,OSCE/ISCE)中]
- 导师和领导评估专业行为
- 工作人员或教师的“现场”判断
- 患者调查问卷
- 基于工作场所的评估,如职业素养迷你评价练习(professionalism mini-evaluation exercise,P-MEX)
- 知识测试,如多项选择题(multiple choice question,MCQ)和简答题

观察是在现场直接评价和反馈的唯一方法。比如,根据环境不同,反馈可能涉及学习者与患者的关系、团队工作的能力或者考虑他人观点的能力。反馈应当包括具体的改进建议,以便学生准确了解对自身的要求。根据已定的标准,对反思性写作或专业行为进行自我评价和同行评价,可以帮助学生在实践中找到职业素养要点并更好地理解。

例如,可使用书面场景或简答题对与道德和法律相关的专业知识进行评价。虽然态度是职业素养的关键,但是目前没有公认的评价方法。我们不能确定对职业困境的某一行为或反应都是基于特定的态度。

情境判断类测试的使用日益增多,这要求学生根据给定的专业场景,对一组给定的反应进行排名。同样,我们永远无法确定,是否依据正确的理由给出了“正确的回答”,或者学生因没有正当的理由给出了“错误的回答”。在可能的情况下,尤其是在常见的场景中,应要求学生解释其答案背后的理由。

最后,评价者可能会发现,评价表现不佳的学生很难。培训可以提高评价者给予负面评价的信心,甚至在适当的情况下让学生不及格。这样可以及时纠正学生的不足,同时及早帮助他们认识到问题的重要性,以保护患者。

小结

有多种方法可以促进职业素养的学习。有证据表明,与传统的教学方法

相比,应用小组和反思性实践可以让学生发展并拥有"对职业素养的深刻理解"(Monrouxe et al.,2011)。重视职业素养并且将职业素养整合到整个课程中的组织文化显得尤为重要。这表明,职业素养是医学的核心要素,而不是选择性的"附加项"。

值得注意的是,在职业素养的许多方面,学生和住院医师规范化培训学员的表现可能比他们的资深同事要好很多。尊重他人,承认错误,并在专业实践中为患者、同事和自己营造一种友善的氛围,这些都是培养职业素养的有效方法。

参考文献

Daloz LA. *Effective Teaching and Mentorship: Realizing the Transformational Power of Adult Learning Experiences*. San Francisco, CA: Jossey-Bass, 1986.

Epstein RM, Hundert EM. Defining and assessing professional competence. *JAMA* 2002; **287**(2): 226–235.

Midmer D. The Processing Cycle. *BMJ Career Focus* 2002; **325**: 140.

Monrouxe LV, Rees CE, Hu W. Differences in medical students' explicit discourses of professionalism: acting, representing, becoming. *Med Educ* 2011; **45**: 585–602.

Spandorfer J, Pohl C, Nasca T, Rattner SL, eds. *Professionalism in Medicine: A Case-Based Guide for Medical Students*. Cambridge, UK: Cambridge University Press, 2010.

延伸阅读

ABIM Foundation. American Board of Internal Medicine; ACP-ASIM Foundation. American College of Physicians-American Society of Internal Medicine; European Federation of Internal Medicine. Medical professionalism in the new millennium: a physician charter. *Ann Intern Med* 2002; **136**(3): 243–246.

Birden H, Glass N, Wilson I et al. Teaching professionalism in medical education: a Best Evidence Medical Education (BEME) systematic review. BEME Guide No. 25. *Med Teach* 2013; **35**(7): e1252–1266.

GMC online guidance, including: Medical Students: professional values in action on-line scenarios. Online: http://www.gmc-uk.org/education/undergraduate/professional_behaviour.asp. Accessed: February 2017.

（译者：蔡清 审校：姚欣）

第二十章

社交媒体与学习

概　述

- 社交媒体在个人和职业环境中正变得无处不在，并提供了新的学习和教学机会。
- 目前有大量的社交媒体工具可供选择，可以先尝试使用一到两种符合个人学习偏好和工作习惯的工具。同时需要考虑的是，这些工具是否影响个人实践及如何影响个人实践。
- 教师有责任树立具有数字职业素养的榜样，并强调社交媒体对支持终身学习的益处和作用。
- 目前正在兴起一种共同创造知识的开放性学习文化，这种文化基于"正念"分享的原则。同时要尊重版权、注重隐私和保护患者隐私。

社交媒体（social media，SoMe[6]）技术已经成为许多人日常生活中不可或缺的一部分，并改变了我们沟通、访问、消费和创建在线内容的方式。人们发现，社交媒体在个人生活中十分有用，将其应用到工作中也同样获益。在医学和医学教育领域中，社交媒体也正在不可避免地成为日常实践的一部分。因为专家、教育工作者和学生正处于社交媒体带来的时代，如参与学习网络、创造和分享信息等。

随着时间的推移，互联网已经从最初静态网页形式的 1.0 版本发展到了社交媒体技术支持下的参与式的 2.0 版本。许多网站和社交媒体都支持用户参与，不仅允许阅读网页，还可以编写网页。支持用户生成内容的社交媒体和

---

[6] SoMe 是网上通常使用的缩写，当人们谈论社交媒体时，会贴上 #SoMe 的标签。另见本章延伸阅读（Lafferty and Manca，2015）。

网络 2.0 技术使人们能够轻松地连接、广播、创建和分享信息,并建立网络和虚拟社区(知识框 20.1)。评论和策划内容的能力能够给个人带来附加值,并使人更具有洞察力,更了解内容的背景和相关性。在医学教育领域,教育者可以利用免费或相对便宜的社交媒体技术来创建学习资源,重组现有的在线内容,建立学习网络和学习型社区。

知识框 20.1　开始行动

将社交媒体用于个人学习,首先通过选择一些工具创建一个简单而有效的个人学习环境(personal learning environment,PLE)(见图 20.2)。

- 观察"网络教育者"在网上的行为:他们在与谁交谈? 他们在分享什么? 他们如何沟通和分享(使用哪些工具)?
- 为每个在线行动试用一个工具:获取信息 / 内容、存储相关信息、分享信息、与人联系、讨论、创建(和分享)内容。
- 每周几次抽出 10~15 分钟的时间来阅读和分享感兴趣的内容,写一个简短的反思或将内容放到教学环境中(策划)。
- 思考你的学习内容的启示性,同时思考是否需要以及如何将这些内容用于教学。

实践

社交媒体正广泛影响着学术活动,包括研究、教学、职业继续发展、人际交往甚至行政管理。目前已有的文献包含特别丰富的教学和学习案例。在这些案例中,社交媒体作为工具深刻影响了学生的参与、互动、创造力甚至学习。

传统意义上,当医学生或医生想了解最新情况或有问题时,他们会去图书馆或向同事请教。随着社交媒体的出现,医生可以通过智能手机发布疑问,通过个人学习社交圈(personal learning network,PLN,知识框 20.2)几秒后就获得反馈。他们可以通过在社交软件关注期刊,来了解最新的研究,然后在许多其他社交媒体渠道(或通过社交书签和社交引用工具)与同事在网络分享文章。用心的教育者们已经发现了这些大量的在线资源,并使用社交媒体工具来管理这些资源,从而为学生提供学习机会,或者将这些资源放在自己的教学中,以满足各自的学习目标和课程目标。而那些没有参与创建或重组内容的教育者可能也希望向学生推荐由其他医疗卫生保健专业人员和机构开发的网站或资源。因为他们看到了这些网站或资源有可能支持学生或学员学习。

知识框 20.2 　词汇定义表

个人学习社交圈（personal learning network，PLN）	一种由在线和面对面的联系人组成的社交圈，学习者与之互动并分享知识和学习。这可能包括同龄人、教师、同事以及通过社交媒体渠道、会议等建立的联系。
社交书签	使用专门的在线服务来保存和标记网页的做法，这些服务允许创建和分享书签列表。
社交引用	一种由社交软件促成的实践活动，它允许用户保存并与其他用户在线分享期刊和其他参考文献。
虚拟学习环境（virtual learning environment，VLE）	一种在线学习管理系统，用于管理学生和向学生提供在线学习材料、评估、讨论和提交作业。
可重复使用的学习资源（reusable learning object，RLO）	这是教育者制作、分享、再使用和再规划学习资源的概念，这些 RLO 可能是整个课程或者是单个视频。
医疗教育门户网站	美国医学院校协会（Association of American Medical Colleges）提供的一套免费服务，其目的是为医疗卫生保健专业人员提供有效且高效的教育工具以改善患者照护。
开放性教育资源（open educational resource，OER）	任何人都可以免费获取和重复使用的教学资源；有些还能获得使用和重新开发的授权。
开放性教育实践	促进开放教育的各项活动，并以开发和使用开放性教育资源为基础。
创意共享颁发的许可证	获得创意共享非营利组织的版权许可，这些许可允许在作者选择的前提下使用和分享机构或个人的作品。
嵌入代码	一段编程代码，允许用户在他们的个人在线空间显示在线页面上的数字内容，如照片或视频。这些代码使教师能够轻松地重新使用社交媒体渠道的视频、图片、文件和演示文稿。
个人学习环境（PLE）	一种由机构和个人或非正式工具的组合，同时和物理、在线空间及网络一起构成了个人的学习空间或环境。
标签	一种前面有 # 符号的词，在社交媒体上指主题。
数字化原住民和数字化移民	一个由马克普林斯基（Mark Prensky）在 2001 年提出的概念，他将出生在当今媒体饱和的世界中的孩子定义为"数字化原住民"，他们可以轻松使用新技术互动。而另一方面，"数字化移民"是那些试图适应并跟上快速发展的技术进步的人。但普林斯基本人现在已经放弃了这个说法。

数字化职业素养

虽然社交媒体给医学教育带来了很大的潜力,但由于对负面因素的关注,其使用受到抑制的情况也时有发生。在英国,英国医学总会关于社交媒体的指南强调了有关隐私的问题,需要保持专业与个人的社交媒体账户之间的界限,并维护患者的隐私。这些指南只是非常简要地提到了社交媒体的使用可能带来的好处,即让个人参与公共卫生政策讨论、与患者或专业社交圈分享信息等。因此,许多学者和其他机构对推广社交媒体的使用持谨慎态度。这就限制了通过社交媒体的教学及其应用,学生发布不专业的信息可能会导致纪律处分。这反过来又会使学生有防备心理,对教师使用社交媒体来支持教学产生怀疑,产生一种被监视的感觉。

况且,目前明显缺乏使用移动技术支持临床学习的文化,这也会带来额外的障碍。学生和实习生在临床环境中可能会使用移动设备来参考药物处方、临床指南等,以及做笔记或参考社交媒体网站上的资源。这种行为可能会引起上级医生和一些患者的关注。然而,这些资源也可以支持与患者的沟通,并有可能将移动技术和社交媒体的使用纳入沟通技能教学中。

此外,社交媒体正在提高患者在医学教育中的话语权。患者的社交软件提供了对患者经历的独特见解,可以很容易地将其纳入学习活动并与学习者分享。患者也在参与这种开放的学习文化,例如,通过社交软件与他人讨论如何改进医学教育。因此,可以说社交媒体有可能加强患者、医学生和医疗工作者之间的对话。所以,与其抑制它们的使用,不如采取批判性采用的方法。

榜样的重要性在医学教育中得到了认可,这也可以扩展到对社交媒体的应用。教师参与社交媒体,可以为学生树立数字化职业素养的榜样,同时也将学生介绍到教师的在线专业社交圈。让学生参与到社交媒体空间和在线内容的创建中,学生就会了解诸如版权、个人及患者隐私等问题。这也使得师生能够从一个更积极的角度围绕数字化职业素养展开讨论。如此,学生开始看到社交媒体具有更广泛的专业应用。当学生通过学习接触不同的社交媒体工具时,就会思考自己的网络身份,并对许多问题进行更深入的思考,如是否拥有职业和个人两个网络身份、是否合并这两种身份、是否将某社交媒体工具限制在个人或职业领域内等。

社交媒体和开放式学习文化

对许多人来说,使用社交媒体工具的驱动力是,它们允许教师设计学习活动和开发实践项目。这在机构的虚拟学习环境(VLE)或网络课程网中是不可能的。人们正在将虚拟学习环境看作是一种支持课程管理而不是学习的技术。而且,机构的虚拟学习环境并不是一个医生在获得医师资格后可以普遍使用的学习空间。可以说,将学习限制在这种封闭的"围墙花园"环境中,并不能帮助学习者获得医生所需的关键数字化素养,也不能帮助他们成为未来的医学教师。

在 21 世纪初,在线学习中的许多讨论都集中于可重复使用的学习资源(RLO)的概念。共享可重复使用的学习资源通常是通过学习资料库实现的。此后,技术领域发生了巨大的转变。内容的创建和分享已经变得更加容易,并不需要掌握编码技能或使用复杂的软件。学习资源可以在任何地方、任何时间、任何设备上同步或不同步地创建、使用和讨论。关注的焦点也从可重复使用的学习资源转向开放性教育资源(OER)和开放性教育实践。创意共享许可的出现为教育者和学习者提供了一条途径,使他们能够以保护个人知识产权的方式分享他们的内容(OER),以供再使用和再整合。反过来,在社交媒体平台上上传开放性教育资源,使得这些资源更容易被重新使用。而当这些开放性教育资源被嵌入代码,则它们能够被整合到社交媒体的文章中并分享。现在,包括学术期刊在内的大多数网站上都有社交媒体分享按钮,这也简化了有效资源在学习社交圈中的分享。社交媒体和开放性教育资源可以有效地支持一个开放式学习循环(图 20.1),让人们参与学习对话(知识框 20.3,进一步了解社交媒体背后的理论)。

知识框 20.3 理论

社交媒体有一种内在倾向,即强调学习的社会性。目前有各种社交学习理论,可以考虑使用这些理论来支持和指导基于社交媒体的学习方法的发展。在这些理论中,包括实践社区、社会建构主义学习,以及最近的联通主义。学习被描述为一种学习者、环境和社区之间互动的结果。事实上,通过社交媒体学习,需要与所选择的工具和网络进行一定程度的互动。在网络中,学生分享、解构和重新利用信息。正是因为在这些实践中,在线学习社区利用实践形成并发展,使他们的成员能够在一个特定的环境中学习,同时从更边缘的角色转变为学习集体中的全面参与者。

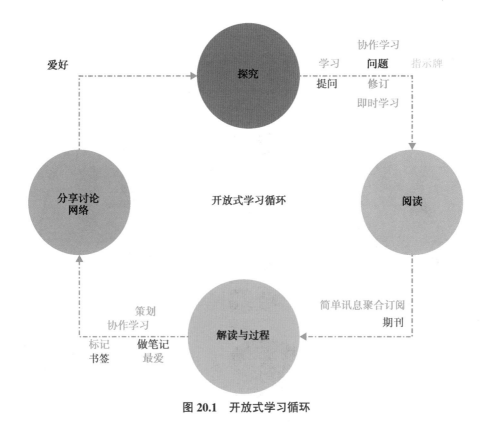

图 20.1 开放式学习循环

社交媒体如何支持个人学习

社交媒体在医学教育中的使用主要是从基层开始的,由那些接受使用社交媒体来支持自己学习的个人来推动。当这些人选择和使用适合自己工作和学习方式的工具时,他们正在创造自己的个人学习环境(PLE)(图 20.2)。在个人学习环境(PLE)中使用的社交媒体所促进的联系和对话,反过来又有助于建立个人学习社交圈(PLN)、虚拟实践社区和学习集体。

在社交媒体渠道中,标签用来帮助用户识别和跟踪特定的对话。例如,免费开放医学教育网站从一个社交媒体标签已经发展成了一个全球医学教育工作者的网络,用来分享开放教育资源。医学教育者和医生在社交媒体中自由分享视频和文章,有些还通过以下方式提供支持:比如成为低年资医生的虚拟导师、帮助学生安排国际选修课等,这样就开辟了新的学习机会。

在毕业后领域,由于社交媒体打破了"每周教育课程"的局限性,医生已广泛接受了社交媒体。受限于时间,不是每个想去的人都能参加这些课程。

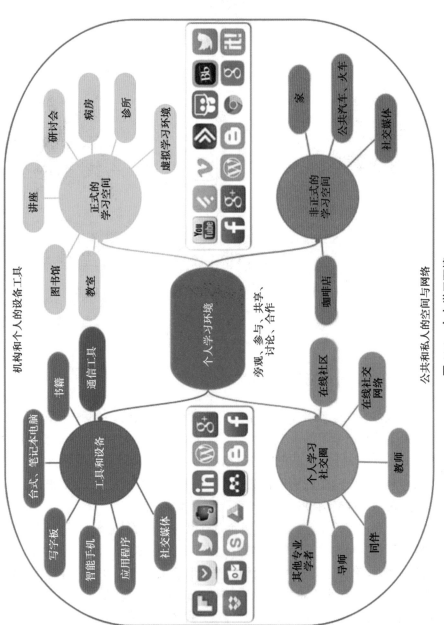

机构和个人的设备工具

正式的学习空间
讲座
研讨会
病房
诊所
虚拟学习环境
图书馆
教室

非正式的学习空间
家
公共汽车、火车
社交媒体
咖啡店

个人学习环境
旁观、参与、共享、
讨论、合作

工具和设备
书籍
通信工具
台式、笔记本电脑
写字板
智能手机
应用程序
社交媒体

个人学习社交圈
在线社区
在线社交网络
教师
同伴
导师
其他专业学者

公共和私人的空间与网络

图 20.2 个人学习环境

现在通过在社交媒体上发布资源、案例讨论和学习对话可以在既定会议之外继续进行。这样就创造了开放的、更广泛的参与机会。例如，有两个起源于英格兰东北部的项目，它们吸引了世界各地的麻醉师和血液学家参与。在这两个案例中，患者的案例都以文章的形式发表，然后通过社交软件使用各自的标签进行讨论。

某些典型的开放医学教育的社交媒体空间，随着学习活动在这些空间的发展，形成了一些社区。一些以社交媒体为媒介的学习活动现在得到了更多官方认可：皇家妇产科学院认可他们的社交媒体杂志俱乐部是一种有效的继续职业发展活动；皇家急诊医学学院则开发了自己的社交媒体网络。

工具

目前社交媒体工具多得让人不知所措（表 20.1）。人们可能有一种倾向，即选择一种社交媒体工具后就不会再使用其他同类的社交媒体。这样就会导致在为你的学习确定最合适的工具之前，没有考虑到预期的教学目标，同时也没有考虑到该项技术可能在实际中是无效的。

表 20.1　社交媒体工具及其用途

一般用途	活动或功能的类型	教育的相关特点	实际教学使用的范例
社区	社区建设专业 / 学术社交圈	小组、主题	1. 向学生介绍一种社交的方法，并确定参与类似工作的其他人 2. 鼓励学生在进行研究项目时提出问题 3. 强调他们可以联系作者以获得论文的附件
	社交网络	社区、网页、团体（公共 / 私人）标签、聊天	创建一个私人社区或小组以分享、讨论和加强互动
	参考文献管理 / 学术社交圈	小组研究协作	1. 创建一个小组，让学生添加与教学主题相关的研究论文 2. 在开始学生选择的组成部分或研究项目时，向学生介绍这些内容，并演示它们是如何支持他们的项目报告中的参考资料的

续表

一般用途	活动或功能的类型	教育的相关特点	实际教学使用的范例
沟通交流	对话、讨论、6秒视频	公共的 由标签支持 支持案例讨论	1. 可以发布患者案例、期刊文章的评论；可以评论和分享讨论和批判性反思。 2. 可以安排一个时间来支持有教师引导的聊天，聊天可以围绕关键问题和潜在要点，聊天人员来自不同学科和专业的学习者及其他专业人士。如某工具可以让教师或学生记录下聊天中的关键学习点以及分享有用的资源。
内容创建	文章	内容创建 个人反思，作品集	1. 互相评论对方的文章并在小组内分享，可以促进同伴学习，并允许导师提供额外的支持和及时的反馈。 2. 设置任务让学生批判性地审查和编辑网络页面，可以帮助他们发展批判性思维能力，并考虑信息来源的可靠性。
	演示内容设计 音频/视频录制	寻找授权图片和自动标明授权	1. 使用这些工具创作内容的学生可以更好地了解版权问题和基于信息素养的患者图片公开问题。 2. 录制工具可以快速开发学习资源、支持学习者和反馈。
内容发布	视频	内容发布 提供嵌入代码	创建学习资源，然后可以通过这些工具公开分享，并标注版权。
	演示内容	轻松分享	
	照片	授权	
策划方案	支持学习的策划网站、文章、视频、研究论文、临床指南	对有用的资源进行标记和评论； 学生策划支持； 协作和同辈学习，以及众筹学习	1. 策划的资源可以用来支持学生课堂外的学习。教师的评论有助于引导学生得到相关的学习机会，并为学生独立和自主的学习提供框架。 2. 学生们可以被引导到精心策划的资源，以支持翻转课堂。教师的评论可包括让学生在来上课之前考虑的问题，并着重于解决问题和将理解应用到临床案例。

续表

一般用途	活动或功能的类型	教育的相关特点	实际教学使用的范例
策划方案			3. 还可以让学生参与共同创造,并鼓励他们在审查内容和选择资源方面发展批判性思维能力。
协作	创建文件、演示内容	同步和非同步的小组活动和协作学习	可以整合到小组学习中,学生制订小组演讲和笔记。
课程		开放平台来主持学习活动	1. 文章可以用来展示学习内容和活动,学生通过学习来支持在实践中的学习。 2. 文章可以自动分享给其他社交媒体,这样学生就可以在他们喜欢的渠道上获取这些信息。学生可以在这些渠道上进行学习对话,同时也鼓励学生在他们自己的文章中反映学习情况。
反思	文章	公共或私人的	可以鼓励学生保持个人日志来记录学习并对他们的学习进行反思。标签可以方便检索,并且支持对学习成果的反思归档。

　　还有一些更实际的问题需要考虑,如免费工具的条款和条件,以及它们的隐私设置。有些人担心平台会如何使用他们空间中的数据,还担心针对学习者的广告可能会阻碍他们的使用。有些互联网防火墙或电脑杀毒软件也会屏蔽部分网站。

　　教师和培训师可以使用社交媒体来设计学习活动,这些活动包含了作为科学家、从业者和专业人士相关的成果,并让学生使用一些社交媒体工具。这些活动可以帮助学生同时发展关键的学习和研究素养技能,对今后成为医生至关重要。例如,为学生设定的任务是批判性地审查和编辑社交媒体页面。这个任务可以帮助学生培养批判性思维能力,并让他们思考信息来源的可靠性(表20.1)。

为你的学习者着想

　　当准备在医学教育中采用社交媒体时,重要的是考虑你的学生。随着数字化原住民和移民的神话继续延续,有一种趋势是学生和年轻医生都能熟练地使用技术来支持他们的学习。实际情况可能有些不同,因为学生群体是由不同个体构成的,有不同的学习水平和数字化技能。虽然学生们确实常常观看某一固定社交媒体的视频来支持学习,并与同伴交流,但他们可能不太熟悉其他社交媒体平台。

因此,必须向学习者解释使用社交媒体的理由,并让他们参与到学习活动中来,这样才能成功。在线工具可以创造复杂的学习环境,其中有几个因素交织在一起,如职业素养、隐私、沟通模式、学习本身,甚至是正确使用工具的能力。这种复杂性很容易使学生们不堪重负,也就是通常所说的认知负荷过重,并会对他们参与其他积极的、无压力的学习活动产生不利影响。应正确地使用社交媒体,避免成为教育活动的重点。它们可以是支持交流沟通的媒介,让对话方参与到讨论中来,利用信息来培养反思,或者创造新的学习等。

小结

没有隔阂、教师或书籍,新的学习文化正在兴起。学生、学员和医生都有机会接触到无穷的信息,而且同伴之间的学习变得更加容易。人们用社交媒体来支持自我导向的、独立的学习,同时允许新的参与形式和新的网络出现。这种学习方法是来自基层的学习方法,它与目前已经非常普遍的强制性在线学习方法,即电子学习的"打勾方法",是背道而驰的。后者主要侧重于通过大量的点击来传输信息,并由个人孤立地完成。医学的许多知识是在工作中通过社会学习获得的,而社交媒体可以在这个社会化过程中发挥积极作用。社交媒体及其在开放的学习文化中的应用,允许学生和医生能够谈论他们的学习、提出问题、讨论最近发表的证据、共同创造知识和分享实例。在这个过程中,学习者正在与那些具有丰富经验的医生建立联系,并向他们学习建立在医疗实践的日常现实基础上的经验。

参考文献

Lafferty N, Manca A. Perspectives on social media in and as research: a synthetic review. *Int Rev Psych* 2015; **27**: 85–96.

延伸阅读

Costa C. The habitus of digital scholars. *Res Learn Technol* 2014; **21**(17): 21274.

Littlejohn A, Pegler C. *Reusing Open Resources: Learning in Open Networks for Work, Life and Education* (Advancing Technology Enhanced Learning). Routledge, 2014.

Manca A, Lafferty NT, Fioratou E et al. Integrating Twitter into an undergraduate medical curriculum: Lessons for the future. In: Greener S, Rospigliosi A, eds. *Leading Issues in Social Media Research*. Reading: ACPI, 2015; pp. 121–138.

Thomas D, Seely Brown J. *A New Learning Culture of Learning: Cultivating the Imagination for a World Of Constant Change*. Createspace, 2011.

Veletsianos G. Higher education scholars' participation and practices on Twitter. *J Comput Assist Lear* 2012; **28**(4); 336–349.

（译者：许迪　卢妙　审校：许迪　王璎瑛）

第二十一章

正念临床教师

概 述

- 正念,现在已成为一种普遍的医疗卫生干预措施,既可用于治疗,也能够提高临床医生的适应能力。

- 临床实践充满了干扰和情境挑战,削弱了医生专注于患者陈述或展示内容的能力,也动摇了临床医生使用个人思维模式的意识。正念是一种克服这种干扰的方法。

- 正念可被定义为一种特殊的意识形式。通过关注当下的一切,且不做任何判断,来培养这种意识能力。

- 本章向读者介绍了一些手段和方法,它能够让人有能力以正念回应患者陈述或学习环境中的事件,而非作出无意识反应。

案例研究第 1 部分——"无意识"的临床医生反应

　　我们(医疗团队)进入了一名 16 岁女孩的病房开展查房。她叫温迪,非常虚弱,今年因重症肌无力复发第 4 次入院了。温迪坐在床上,看着笔记本电脑,她父母焦虑地站在她身边。作为她的主治医生,我介绍了医疗团队,并概述了我们的治疗方案。温迪几乎没有和我们有眼神接触,她的父母恳求地说:"过去没有方案能帮上忙,这次你们打算做什么不同的治疗方案?"

反应

- 临床医生内心的想法:"她看起来很悲伤,她父母似乎很生气。我最好坚持自己的立场并说出事实。"

- 临床医生语言表达的内容:

◇ 临床医生："请给我们时间,看看这次住院期间我们能做些什么,我相信
我们可以提供帮助。你们有没有其他问题？"
◇ 父母："没有了,谢谢医生。"
我们转身离开病房。

什么是正念?

正念(mindfulness)可以用不同的方式定义,就像所有尝试使用词语来定义内在主观体验一样,这些词语并不能完全符合事物或体验本身的含义。以下定义将正念描述为一种特定类型的意识:

正念是一种开放的、非评判性的意识,呈现了当下每一刻的体验。

通过以特定(非判断性)方式关注当下时刻,使其发生更加频繁——正念练习。重要的是要明白,虽然正念意识本身是非判断性的,但判断性的想法仍在继续发生。正念意味着在判断发生时意识到它们,作为思想出现时注意到它们。正念并不是说判断性想法以某种方式神奇地停止。

正念的另一种定义是包括三个部分组成的意识:

● 意图——例如造福他人。
● 注意力——例如将注意力集中在当下,通常将注意力放在身体感觉上。
● 态度——例如非批判性的、包容的、好奇的。

这个定义既描述了正念主观上的感受(例如,对任何想法都不做评判),同时也描述了有助于培养正念出现的一些品质(如集中注意力)。机敏的读者会注意到,对正念的描述(例如,它感觉像是一种对当下时刻的稳定关注状态)和正念出现的条件(例如,通过不断关注当下时刻)之间的重叠。正念的这三个属性——意图、注意力和态度,如何相互作用和结合,将在本章中通过具体的现实生活案例进一步阐述。

随着正念不断被实践,它已经成功地成为一种临床干预(例如,预防抑郁症复发),以及提高临床医生的适应力和减少他们倦怠的措施。正念也被应用于教育领域的各个方面,涵盖了从小学生的正念到继续医学教育中的正念。本章概述了正念如何通过提高临床教师的效率和工作满意度(更正念的医师 = 更快乐的医师),在临床(指导患者照护)和医学教育环境中发挥作用。

正念在临床实践中可能有哪些帮助?

注意力和意识

注意力持续保持能力依赖于预期以及大脑根据以往经验和预期"填补空白"的能力。在某种程度上,我们看到的是自己所期望看到的,而不一定是实际存在的。变化盲视(change blindness)作为知觉限制的一个具体例子,是一种视觉感知现象。尽管有事先的提示,观察者没有注意到视觉刺激的变化。人类注意力的这种限制表明,在正常的精神状态下,人甚至会偏离一个容易感知的注意点。想要从另一个角度来看待这个现象,在进一步阅读之前,尝试一下知识框 21.1 中列出的练习,看看你自己的感觉是什么。

知识框 21.1　意识练习

找一把结实的椅子和一个不会被打扰的地方来做下面的 10 分钟试验。如果可以,请将计时器设置为 10 分钟后响铃。

先让自己感到舒适,坐直放松时,让你的目光落在面前几米处,或者闭上眼睛。当感觉准备好了,让你的注意力集中在身体里呼吸感觉最强烈的地方。可能是空气进出你的鼻孔、你的嘴巴,或随着呼吸腹部起伏的部位。此时没有必要强迫或做任何特别的呼吸。在 10 分钟的时间内,继续把注意力放在呼吸感官上。注意你的大脑是否能够很容易地在整整 10 分钟内跟随你的呼吸感觉,有无以及是否经常偏离呼吸焦点,转移至其他的想法、情感或躯体感觉。

许多人发现,仅仅几次呼吸,思想就从跟随呼吸的身体感觉转移到思想、情感或其他感觉上。在 10 分钟的时间里,如果能注意到自己注意力转移了,并将其转回到呼吸感觉上,那么这就是"成功"。"记住"注意力分散的时刻就是正念的时刻。这项练习一开始就意味着已经通过怀着开放、好奇的态度来设定意图和注意力了,而你也就一直在练习正念了。因此,这项练习是不可能"失败"的。

临床环境有很多干扰因素,例如在一个繁忙的急诊室,临床医生集中注意力倾听患者的能力是帮助治疗患者和教学的一个重要方面。临床医师对学生保持注意力的正念方式,与临床医生对患者付出注意力的正念方式相同。正念的教师需观察到学生说了什么、没说什么以及他们的非语言交流,以确保这种学习对当下其面前的学生是合适的。

尽管大脑天生有走神的倾向,正念冥想练习(相关例子见知识框 21.1)是一种积极的练习方法,也是学习如何作为一名有效的倾听者投入和反复投入的方法。因此,在面对内部和外部干扰时,进行定期的正面冥想是一种"练习专注和保持注意力"的方法。在面对干扰和分心时,注意力会从手头任务上转移开,这种干扰也可能是医疗事故的原因之一。例如,当开医嘱的医生被问题打断或护士执行医嘱时分心,用错药的风险也会随之增加。

正念反应与非正念反应

临床场景中教学给正念反应提供了充足的机会,这可能是其他繁忙的医学教育环境中错过的。虽然人们希望临床医生能够在复杂的环境中满足各种类型的学习者(例如,床边教学),但在医学教育中如何做到这一点,几乎没有什么实际指导。我们想成为一种能够在行动中作出反思的教师,这样就可以正念回应学生,尤其是当他们质疑我们时。作为一名有正念的教育工作者,要能够在当下进行反思,并创造出必要的空白,从而允许产生正念反应行为而不是直接的/非正念的反应行为。有了停顿,才会有正念教育(见知识框 21.2)。正念教育所包括的一些特定练习创造了这种停顿,而这种停顿应位于教学时发生的刺激和教师反应之间。这种反应要么是正念反应,要么是非正念反应。

知识框 21.2　注意停顿

非正念模式

因为没有意识,所以没有停顿,结果只会出现一种可能的反应。每种刺激只会导致一种预先设定好的反应:

刺激→反应

正念的专注模式

意识创造了停顿,为各种可能的反应创造了条件:

刺激→(停顿)→可能的反应 1

　　　　　→可能的反应 2

　　　　　→可能的反应 3

一旦通过正念意识练习创造出刺激和反应/应对之间的停顿,临床教师就有了一个有效方式来引导学生远离直接反应,转向能够具体体现一些被学生重视的特征(风度、同情、善良)的正念反应。

这在临床教学中会是什么样子呢?例如在床边教学时,学生可能表达了不恰当的内容(例如,"但这种疾病通常不是致命的吗?")。一般来说,临床医师很可能认为这对他们面前的患者存在潜在的不利影响。这个学生可能既往也说过类似的、考虑不周的话,这会让教师在该学生说话时变得警惕。基于在学生和教师间先前消极互动的"历史",一旦听到这位学生又说了不恰当的话,教师可能会觉得现在只有一个选择——立即在患者面前狠狠地指出学生的错误。而有正念的临床教师在这位学生说话时,会清楚意识到身体紧张的内在主观感觉(颈部肌肉、下巴紧绷),以及产生的判断("这个学生就是不好,我需要训斥他")。但是教师不会用快速的口头语言纠正学生,而是停下来,考虑所有可能的不同反应的选择和动机(比如"惩戒学生")。

教师的正念反应是基于一种对自身躯体和外部刺激的关注,是既不伤害学生也不伤害患者的意识,是一种接受的态度,即便有时学生会在患者面前说一些不适当的话。而有正念的教师的工作就是找到一种方法,在当时尽可能对所有相关的人给予帮助。

因此,有正念的教师有选择,而反应性的教师没有选择。有正念的教师可能会选择向患者解释,学生的理解是过于绝对的,这种特定疾病在患者的情况中如何表现还远远未知。有正念的教师和反应性的教师之间的本质区别与他们说的确切词语关系不大,二者的区别与他们使用何种态度以及表达有关。比如,教师是否在有正念地停顿、轻声细语、关爱学生和患者?而反应性的教师是否怀着同情心对患者说了真话,但对学生却带着恼怒和令人沮丧的态度(例如,在安抚患者前,快速地瞥了一眼学生表示不赞同)?

应对痛苦

在许多医疗实践中,遇到的患者都因他们的疾病经历(或疾病可能意味着什么)而遭受痛苦。因此,临床医生每天都面临着他人痛苦,并被期望能减轻他人的痛苦。通常,限制临床医生对患者的痛苦共情和理解的原因之一是:他们自身有意识或无意识地感受了太多痛苦。这可能会导致临床医生通过避免谈论对患者来说重要的话题,甚至回避患者,来努力缓解自己的痛苦和不舒服。例如,相对于其他患者,主治医生会减少随访临终患者的次数。

正念教育对痛苦采取了一种有点违反直觉的方法,因为它"倾向于"并探索临床医生在他人遭受痛苦时,所感受到的身体感觉、情绪反应和想法。通过建立对痛苦的正念反应,在面对他人的痛苦时,临床医生提高了他们"控制"不想要的想法、感受和感觉的能力(例如,在上面的反应性的一个回应的例子中,老师感受到压力时,身体的感受)。提升忍受痛苦的能力,可能是在面对患者和学生的痛苦更有帮助的反应。缺乏强大的能力去目睹与忍受他人的遭遇和痛苦,可能导致临床医生和教师的心理倦怠。

一个有正念的临床医生和教育工作者用反直觉练习对抗不舒服的想法、感觉和知觉，抵抗心理的倦怠。有正念的临床教师会将自己的痛苦和他人的痛苦视为对患者和学生都有帮助的机会。对教育工作者来说，帮助意味着即使是面对着最难沟通的学生，也可以鼓励他学习和成长。通过练习正念来应对自我和他人的挑战和痛苦，引出相关的话题，即如何长期提高临床教育工作者适应力。

培养临床医生的适应力

虽然越来越多的人认为，如果临床医生能有效地照顾他人，那么他们首先能照顾好自己（一个研究项目"医学本科生健康计划"中的数据增长证明了这一点），但这种"照顾"的定义并不明确。诸如平衡工作与生活，控制住院医师规范化培训的医生连续值班等问题无疑是有帮助的，但它们不一定足以提升临床医生的适应能力和抗压能力。与其将临床医生应对压力和适应力视为从临床工作中"休息"，还不如采用一种正念的方法来提高适应力，鼓励临床医生在每次治疗中更充分地将自己作为一个完整的个体全身心地参与。这种积极参与是情感疲惫和临床工作倦怠的一种解药。

除了如知识框 21.1 所述的常规正念冥想练习，另一种"非常规"正念练习方式是更充分地与患者和同事互动。适应力可以通过在一天中的"非常规"意识活动中引入有正念的"微暂停"来培养，比如 S.T.O.P. 意识练习（图 21.1）。作为"微暂停"启动 S.T.O.P. 的一个例子，如在医生进入病房之前，触碰门把手时意识到真实感觉。

标题：S.T.O.P 意识练习
❶ 停止（当前活动）
❷ 深呼吸（有目的地深呼吸）
❸ 观察（不加判断地将意识带入当下的思想、情绪和身体感觉）
❹ 继续（决定是否采取行动）

图 21.1　S.T.O.P. 意识练习

正念学习意味着：从不知道→知道→意识到→实现

"你什么也没教我，但我学到了很多"，这是一名执业医师在参加为期 3 天的正念课程后的经验总结。正念是一种特定类型的意识，而不是一组仅来源于认知概念的习得行为。正念的存在被超越认知理解的"具体化认知"所证明。这种"认知"的一个具体例子是对"每个人无一例外，最终都会死亡"这句话含义的理解的深度逐渐增加，这可以概括为类似于正念学习的四个步骤：

- 步骤 1 非常年幼的孩子缺乏对死亡普遍性和不变性的"知识",他们根本"不知道"死亡的概念。

- 步骤 2 当人们了解到死亡是普遍存在的这个事实时,年龄较大的孩子可能会说:"我知道,每个人总有一天都会死去。"年轻人虽然"知道"死亡的事实,但仍可能参与冒险行动,这似乎与他们随时可能死亡的认知相矛盾。在这第二阶段里,死亡只是一个认知事实,但尚未纳入行为。

- 步骤 3 即理解的第三个阶段,即是在个人面临死亡威胁时(可能是由于疾病或父母的死亡)。"意识"在这个阶段,使个人对"每个人都会死,我也有一天会死"这句话的含义有了更为深刻的理解。

- 步骤 4 对死亡普遍性的理解在日常生活中具体化和实践化。例如,当情绪抵抗年长父母的批判时,成年子女会意识/体会到年迈的父母很快就会死去这个事实,深刻地理解到父母的行为是出于习惯的模式,而他们也无能为力,至少在当下是无法改变的。这时候成年人不仅理解的更多,而且感觉也不同(例如,同情而不是愤怒),然后根据这种更加深刻的理解而采取行动。

学习成为一名正念临床医生是一个迭代过程,涉及从不知道、知道、意识到,再将正念实现到临床实践中的非线性运动。关于正念医疗实践的教育,包括需要了解认知事实(例如,关于各种正念干预措施的有效性数据)以及"练习"正念的必要性,类似于其他临床技能需要在真实的临床环境中练习(见"延伸阅读")。

知识框 21.3

案例研究第 2 部分 一位"正念"临床医生的反应

我们(医疗团队)进入了一个 16 岁女孩"温迪"的病房进行查房。她今年第 4 次因严重虚弱(重症肌无力复发)入院。温迪坐在床上,使用着笔记本电脑。父母焦虑地站在她身边。在介绍团队以及我们计划的治疗方案时,她的父母恳求地问:"过去的治疗没有起到帮助作用,这次你们打算采取一些什么不同的做法吗?"温迪很沉默,几乎没有眼神交流,似乎并不信任我们。

反应

- 临床医生内心的想法:温迪看起来很沮丧,她的父母看起来很生气。我在身体和情感上感到不舒服。我感到很无助。有没有可能我自己的无助感也可能是他们的感受,并且这种感受使他们表现为愤怒和悲伤?有没有另一种什么方式更适合与温迪交谈,而不是继续谈论她生活中出现的糟糕的事情? 我想知道,问一个关于她自己生活中进展顺利的问题是否会有所帮助?

- 临床医生语言表达的内容:
  ◇ 临床医生:"温迪,能告诉我们当你感觉良好时真正喜欢做的一些事情吗?"
  ◇ 温迪(小声):"我喜欢唱歌,在我的笔记本电脑上有视频。你想看吗?"
  ◇ 临床医生:"那太好了。"

  我们观看了一个 5 分钟的视频,关于温迪与当地音乐家一起唱歌。这让我们(和她的父母)默默地流下了喜悦 / 温柔的泪水。

  然后我们转身离开病房,暂停查房,讨论与温迪的这种互动对我们自身和对她这次入院治疗方面的意义。

  将问题从 "以前的医疗团队制订的治疗方案没有效果,现在我们能够做些什么? ",转变为截然不同的问题,"如果我们不能治愈她,那么可以做些什么来帮助改善她目前的生活质量? "这为希望的出现创造了条件——让一切变得不同。

延伸阅读

Center For Mindfulness at U Mass (USA) – courses for clinicians, books, online resources all accessible at: http://www.umassmed.edu/cfm/

Monash University (Australia): http://monash.edu/counselling/mindfulness-resources.html

Oxford Mindfulness Center (UK) -- http://oxfordmindfulness.org

University of Rochester Mindful Medical Practice Courses (USA): https://www.urmc.rochester.edu/family-medicine/mindful-practice.aspx

Whole Person Care at McGill University (Canada). Books, Courses & Resources: https://www.mcgill.ca/wholepersoncare/whole-person-care

(译者:蔡清　审校:姚欣)

22 第二十二章

评 价

概 述

- 评价应当是一个帮助课程发展的积极过程。
- 应明确阐述评价的目标,并将其同教学成效联系起来。
- 应致力于获得多个来源和多种类型的信息,将评价结果及细节反馈给参与者。
- 学习者要参与评价工作,感受到自己被尊重,知道自己的建议得到重视并执行。
- 评价人员必须根据评价结果采取行动,纠正不足,改进方法,更新内容并重复该过程。

评价

评价(evaluation)是发展教育经验的一个重要部分。通过评价,教育工作者能够发现教学活动是否有效且令人愉悦,以及改进的方法。因此,评价的重点在于质量改进。医学院和其他教育机构将评价作为内部质量保证过程的一部分,也是遵守国家要求,如英国医学总会(UK's General Medical Council, GMC)的质量改进框架规定的程序。通过评价,教育工作者可以了解,是否实现了学生的学习目标、教学是否达到了教学标准。至关重要的是,评价有助于推动课程的改进和发展,确保课程的相关性、平衡性、连贯性及前瞻性,从而使其更好地满足学生、机构以及社会不断变化的需求。评价应被视为有助于教学机构及其成员学术发展的积极过程(知识框 22.1)。

知识框 22.1 评价的目的

- 确保教学活动可以有效帮助学生达到预期的学习结果。
- 明确可以改进的教学领域。
- 影响师资力量的分配。
- 为教师提供反馈和鼓励。
- 为教师的晋升申请提供支持。
- 明确并阐明医学院重视的教学内容。
- 促进课程开发,以满足社会需求。

评价的规划

理想情况下,学习机构应在设计教学内容之初就应着手规划与评价有关的工作,而不是在项目结束后作为反思进行规划。评价的设计阶段涉及的问题与设计研究项目相似(知识框 22.2)。虽然评价和研究是类似的活动,但有一些重要的区别。研究项目的目标通常为产生一些可发表在同行评审文献上的可推广成果,并且需要伦理批准。而评价的适用范围通常仅为本地,且通常不需要伦理批准。不过,学习机构应将评价项目提交课程委员会详细审查,以确保评价符合伦理要求,并不会有意外的不良后果。评价是一个持续的过程。如果对研究问题的回答是令人满意的,研究则可以完成(图 22.1)。

知识框 22.2 评价规划涉及的问题

- 评估的目标是什么?
- 谁在评价中是利益相关者?
- 应该评价什么,应该收集什么信息?
- 使用什么方法来收集信息?
- 从谁那里收集信息?
- 谁来收集和分析信息?
- 如何将信息反馈给利益相关者?
- 评价结束后可能作出哪些决定?
- 何时将重新开展评价?

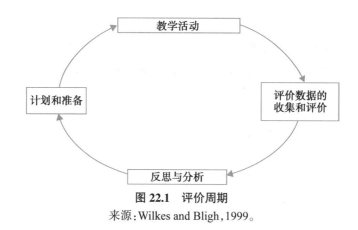

图 22.1　评价周期
来源：Wilkes and Bligh, 1999。

评价的目标是什么？

明确某个教育需求之后，第一个阶段是确定课程的学习成果可以满足这种学习需求。评价的目标应当与学习结果挂钩，并予以明确阐述。明确评价目标将有助于利用证据来确定教学活动的成功与失败，然后制订一份方案以明确个人的责任。

谁是评价的利益相关者？

利益相关者是由评价的目的决定的，通常包括学生，可能还包括教师、当前和未来的患者与机构。其中也可能涉及社会的利益，例如，纳税人对医学教育的投入是否物有所值？

应评价哪些内容，收集哪些信息？

用于评价的信息资源显示了它的重要性，但应避免过度收集数据。一个好的系统应易于管理，并且应当使用一些现成的信息。

评价可能涵盖教育的全方面、全过程，但通常侧重于授课和教学内容。授课相关的问题可能涉及教学组织方面，例如，教学管理、教学环境、教学方法和教师教学能力。对教学内容的评价则主要涉及内容难度（既不能太容易，也不能太难）、内容与课程目标的相关度、与既往学习内容的整合度。

近年来，评价在教师评价中发挥着越来越大的作用（图 22.2）。

柯克帕特里克（Kirkpatrick）将评价结果分为 4 个等级；巴瑞（Barr）等人（2000）将其应用在健康教育评价（知识框 22.3）。在实践中，评价结果通常显示课程对学生知识与技能的影响。部分结果可以通过特定的调查方法显示,例如学生的成绩分析。遗憾的是,评价较少涉及该等级结构的顶层部分。

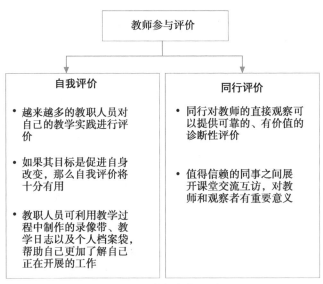

图 22.2 教师参与评价

知识框 22.3 柯氏四级评价重点模型

- 等级 1——学习者的反应
- 等级 2a——态度和观念的改变
- 等级 2b——知识和技能的获取
- 等级 3——行为的改变
- 等级 4a——组织实践的改变
- 等级 4b——对患者或委托人的益处

　　资料来源:由巴尔(Barr)等改良(2000)。

使用什么方法收集信息?

　　理想的评价方法应该是可靠的、有效的、可接受的且经济适用的。然而评价工具及评价方法有效性和可靠性的建立需要很多年,且所需的经济成本也很高。在没有给学生和教师带来任何额外好处的情况下,对评价工具进行反复测试以确定其心理测量特性,这样不太可能受到他们的欢迎。评价者应当寻找现成可用的工具,对课程进行可靠的评价。除上述理想方法的各项特点之外,如果评价能够强调那些学习机构认为有价值的重点要素,那么评价过程本身就可能产生积极的教育影响。

使用的方法可能包括主客观测量以及定性定量方法。应当使用一种以上的信息来源和方法,以便对结果进行三角划分(图 22.3)。

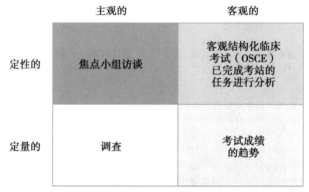

图 22.3 评价方法示例

访谈

如果是敏感信息,那么可对学生进行单独访谈,例如学生给教师评分低且原因不明。通过小组访谈可以了解学生或教师的具体看法。在教学的最后环节可以安排开展小组反思活动。

调查

问卷调查有助于从大规模数量的学生或教师那里获得关于教学过程的信息。采用电子方法来处理调查问卷不仅可以降低成本,而且数据的录入和分析也会更加容易。不过,通过这种方式所获得信息的质量会受限于问卷中所提问题的质量,并且通过一次简单的问卷调查或许可以得到关于教学质量的评分,但对于低评分背后的原因却可能并不清楚。

学生评价信息

评价数据有助于了解学生是否已获得某门课程的学习结果。如果几组学生的考试成绩呈下降趋势,则可能表明课程存在缺陷。不过对这一信息来源进行解释时需要谨慎,因为学生的考试成绩不仅和教学有关,还取决于他们对知识的应用、个人能力以及学习动机。

从哪些人中收集信息?

为减少评价中可能出现的偏差,应当收集多个群体的意见。任何利益相关者都可以提供信息。但实际上,大多数信息都是从学生那里获得的。在设计以学生为信息收集目标的评价项目时,需要考虑以下几个重要问题。

能力

学生可以成为一个可靠且有效的信息来源。他们能够清晰地意识到教师正在教授的内容,并且他们每天都在观察教学。但是,每天都在接触并不意味着学生擅长评价。他们需要经过指导后才能向教师和课程开发人员提供建设性反馈。学生的评价也应仅限于他们有能力作出判断的领域。在获得评价资质前,学生或许并不能完全明白某个主题的相关性。

责任

学生如果不认真对待评价,则可能无法提供有价值的信息。他们需要通过参与评价的设计,理解获取信息的重要性和需要的信息类型,并知道如何使用这些信息来改善未来的教学。通常,评价结果只会影响以后的学生群体,所以必须说服当前的学生提供信息是一件有价值的事情。

抽样

学生的时间应该得到尊重。如果学生被要求填写一系列没完没了的表格,他们会怀疑自己的时间被浪费掉了,他们提供的信息的可靠性将会下降。一个解决方法是使用不同的抽样策略来评价课程的不同要素。如果能从100名学生中获得可靠信息,为什么要召集300名学生来提供数据呢?

匿名

一般来说,从学生中收集信息时提倡匿名,这样有助于防止偏差。但要求学生在评价表单上签名有助于营造出负责任的同行评审氛围。如果从学生提供的信息中能够辨认出他们的身份,就必须确保不会以任何方式影响他们。信息应采取集中收集的方式,删除学生的名字,以免学生被他批评过的老师辨认出来。

谁来收集和分析信息?

由未参与课程建设和教学的教师参与评价是一种很好的做法,这样结果就不会有偏差。如果由于资源限制无法做到这一点,可以考虑使用电子收集和自动分析来辅助。最终结果应当和学生以及提供信息的其他人员一起讨论,以确保结果的有效性并且能够准确反映他们的观点和意见。

如何将信息反馈给利益相关者?

提供信息的学生和其他利益相关者需要知道自己的意见得到尊重。因此在收集信息之后,应当尽快将评价结果告知他们。即使学生已经进入下一个阶段学习,评价方仍应告知学生针对评价结果将采取的行动,因为这将鼓励他们在未来再次参与到评价项目中。以"你们建议,我们执行"的形式发布在网络公告栏上,将是一种比较好的方式。

根据评价结果会作出哪些决定?

课程负责人需要努力改变课程中无法满足利益相关者需求的内容。如果在每个评价周期中收集到的信息总是指向同一问题,但却从不尝试作出改变,这会表明负责人只是应付评价。但是对于一些原本无法改进的问题,则不应要求提供反馈,否则便是在浪费利益相关者的时间。在设计评价内容之前,最好事先考虑一下评价的结果以及能够作出的改变,这样就不会产生过高的预期。例如,在不可能改变课程表的情况下,要求学生给出他们想要的教学日期,这就是在浪费每个人的时间。

何时再次开展评价?

重复收集评价信息的时间取决于评价人员需要用多长时间对信息进行分析和反馈,以及需要多久才能落实所有必要的改进措施。最好在工作人员时间表中纳入评价审核和课程变更批准两项工作,以便相关工作及时开展。例如医学院每年度收集的课程信息可以在夏季进行审核,并及时制订和实施新学年中相关改进方案,但是工作人员需要意识到这是暑假的事务。

完成评价周期

评价的主要目的是为完善课程建设提供信息。没有课程在设计和讲授上是完美无瑕的。如果评价结果表明不需要对课程进一步完善,那只能说明评价过程存在问题。这并不意味着课程应该一直处于不断变化的状态,而是根据评价信息采取行动,持续改进课程。之后再重复整个评价过程。知识框22.4 给出了一个评价示例。

知识框 22.4 评价示例

为响应英国医学总会(GMC)的建议,期末考试结束后,医学院为最后一年的学生开设一门为期 10 周的"实践准备"课程。该课程旨在帮助学生在开始第一次住院医师规范化训练时提升信心。课程的前 2 周和最后

2 周是在校园内举办的讲座和研讨会,中间的 6 周将安排学生进入医院,开始他们的第一次规培训练。

评价的目标——确定该门课程中哪些部分效果良好,哪些部分效果不佳,以及学生的信心是否有所提升。如有必要,在下一年对该门课程进行相应调整。

利益相关者——参加该门课程的学生、负责课程建设以及授课的教师、主持研讨的教职员工、初级和高级医生及其他为学生实习提供支持的医院工作人员。

评价内容——课程在校园和医院的教学进度,以及在提升学生信心方面的效果。

方法和对象——一份标准课程评价表和附件,供学生用来评价课程的各个模块;要求教职员工对自己的课程进行自评;在课程和第一次规培结束后,分别组织一部分学生进行焦点小组访谈;对医院一部分工作人员进行抽样访谈;以及使用一份现成的问卷在课程前后评价学生的自信心情况。

收集和分析——随机组建一个评价团队,做好评价安排。一名正在参与医学教育评价项目的学生和一名来自规培医院的临床教师加入评价团队,并以他们的经验作为项目报告的基础。并邀请一位外部专家协助对课程前后的自信心调查问卷分析。

反馈结果——编制一份包含建议改进措施的简短总结报告,并分发给参与者。评价结果将在教职员工与学生会议上进行讨论。

决定——由于这是第一次推出该门课程,各方一致认为,如果课程无法提升学生的信心,可以将其推倒重来。如果不能重新安排评价,那么下一学年将不会继续排课。

重复评价——根据前一年的评价结果对课程进行改进,并在下一学年进行再次评价。届时,这部分内容将会受到特别关注。

参考文献

Barr H, Freeth D, Hammick M et al. *Evaluations of Interprofessional Education: a United Kingdom Review of Health and Social Care*. London: CAIPE/BERA, 2000.

GMC. Quality Improvement Framework for Undergraduate and Postgraduate Medical Education and Training in the UK. Online: http://www.gmc-uk. org/Quality_Improvement_Framework_0414.pdf_48904974.pdf. Accessed: February 2017.

Wilkes M, Bligh J. Evaluating educational interventions. *BMJ* 1999; **318**: 1269–1272.

延伸阅读

Cook D. Twelve tips for evaluating educational programs. *Med Teach* 2010; **32**: 296–301.

Gibson K, Boyle P, Black D et al. Enhancing evaluation in an undergraduate medical education program. *Acad Med* 2008; **83**: 787–793.

Goldie J. AMEE Education Guide no.29: Evaluating educational programmes. *Med Teach* 2006; **28**: 210–224.

Robson C. *Small Scale Evaluation*. London: Sage, 2000.

Snell L, Tallett S, Haist S et al. A review of the evaluation of clinical teaching: new perspectives and challenges. *Med Educ* 2000; **34**: 862–870.

（译者：刘庆玲　审校：钱文溢）

中英名词对照表

A

| 安戈夫流程 | Angoff process |
| 案例研究 | case study |

B

边界回归	borderline regression
变革性评价	transformative assessment
变化盲视	change blindness
标准化病人	simulated patient（SP）
标准设定	standard setting
补习	remediation
布鲁姆分类法	Bloom's taxonomy

C

操作技能	procedural skills
成人教育学	andragogy
成人学习	adult learning
程序性评价	programmatic assessment
持续质量改进	continuous quality improvement（CQI）
床旁教学	bedside teaching
创意共享非盈利组织	creative commons non-profit organisation

D

大理论	grand theories
档案袋	portfolio
道德滑坡	ethical erosion
电子学习档案	e-portfolio
迭代模型	iterative model
多项选择题	multiple choice question（MCQ）

E

| 耳鼻喉 | ear, nose, and throat（ENT） |

F

| 翻转课堂 | flipped classroom |

反思性实践	reflective practice
反思性实践者	reflective practitioner
非正式学习	informal learning
复杂学习	complex learning
G	
个人学习环境	personal learning environment（PLE）
个人学习社交圈	personal learning network（PLN）
工作记忆	working memory
工作评价	work-based assessment
过程测试	progress testing
H	
合法性边缘参与	legitimate peripheral participation（LPP）
患者	patient
患者安全	patient safety
患者未被满足的需求	patient's unmet need（PUN）
患者医疗	patient care
患者自述	patient narratives
混合式学习	blended learning
J	
基本原理	rationale
基于案例的讨论	case-based discussion（CBD）
基于案例的学习	case-based learning（CBL）
基于工作场所评价	workplace-based assessment（WPBA）
基于模拟的教育	simulation-based education
基于模拟的评价	simulation-based assessment
基于实践的学习	practice-based learning
基于团队的学习	team-based learning（TBL）
基于问题的学习	problem-based learning（PBL）
基于项目的学习	project-based learning（PJBL）
即时教学反馈系统	audience response systems
急性肾病	acute kidney disease（AKD）
技能评价	skill-based assessment（SBA）
继续医学教育	continuing medical education（CME）
家庭医学	family medicine
建构主义视角	constructivist perspectives
建构主义学习理论	constructivist learning theory
剑桥模型	Cambridge Model
角色扮演	role play
脚手架	scaffolding
教练法	coaching
教师发展	faculty development
教学方法	teaching method

教学脚本	teaching script
教学评估	teaching evaluation
教学视角量表	Teaching Perspectives Inventory（TPI）
教育处方	educational prescription
教育监督	educational supervision
教育目标	educational objectives
教育协议	educational agreement
教职员工	faculty
进修生	vocational trainees
经验、轨迹和具体化	experiences, trajectories and reifications（ETR）
静脉插管	IV cannulation

K

开放式简答题	short-answer open-ended question
开放性教育资源	open educational resource（OER）
科研项目	research project
可重复使用的学习资源	reusable learning object（RLO）
克朗巴赫系数	Cronbach's alpha
刻意练习	deliberate practice（DP）
客观／综合结构化临床考试	objective/integrated structured clinical examination（OSCE/ISCE）
课程规划	curriculum planning
课程开发	curriculum development
课程设计	curriculum design
扩展匹配题	extended matching question（EMQ）

L

联通主义	connectivism
临床操作技能实践评估	practical assessment of clinical examination skill（PACES）
临床技能评价	clinical skill assessment（CSA）
临床教育	clinical education
临床经验	clinical experience
临床评估演练	clinical evaluation exercise（CEX）
临床胜任力	clinical competence
临床推理	clinical reasoning
临床终点	clinical end-point
临时讨论小组	buzz group
论述题	essay question
螺旋式课程	spiral curriculum
螺旋式学习	spiral learning

M

马斯特里赫特临床教学问卷	The Maastricht Clinical Teaching Questionnaire（MCTQ）

美国医学院校协会	Association of American Medical Colleges（AAMC）
门诊患者	outpatient
门诊医疗	ambulatory care
迷你临床演练评量	mini-clinical evaluation exercise（Mini-CEX）
米勒金字塔	Miller's Pyramid
明日医生	tomorrow's doctor
模拟环境	simulated environment
模拟患者	simulated patient
P	
批判性思维	critical thinking
评估	evaluation
评价	assessment/evaluation
Q	
强迫症	obsessive-compulsive disorder（OCD）
R	
认证	accreditation
S	
三角互证	triangulation
社交媒体	social media（SoMe）
身份／认同／同一性	identity
生殖泌尿系统	genitourinary system（GUS）
时间管理	time management
实践共同体	communities of practice（CoP）
实施	implementation
书面评价	written assessment
数字化职业素养	digital professionalism
斯坦福大学教师发展计划评价量表	The Stanford Faculty Development Program evaluation tool（SFDP 26）
T	
探究式学习	inquiry-based learning（IBL）
糖化血红蛋白	haemoglobin A1c（HbA1c）
体格检查	physical examination
体验式学习	experiential learning
听众响应系统	audience response system（ARS）
同伴互教	peer teaching
同行／同伴反馈	peer feedback
同行／同伴评审	peer review
同行观察量表	The Peer Observation Scale（POF）
W	
物理环境	physical environment
X	
先前知识	prior knowledge

线索效应	cueing effect
项目报告	project report
消费者保健计划评价	*Consumer Assessment of Healthcare Providers and Systems*(CAHPS)
效度	validity
协作学习	collaborative learning
心肺复苏术	cardiopulmonary resuscitation(CPR)
心肌梗死后	post-MI
心血管系统	cardiovascular system(CVS)
信度	reliability
信息技术	information technology
形成性评价	formative assessment
虚拟学习环境	virtual learning environment(VLE)
选修课	student-selected component(SSC)
学科	subject matter
学生参与	student engagement
学生评价	student assessment
学生准备(情况)测试	readiness assurance test
学徒制模式	apprenticeship model
学习档案袋	learning portfolio
学习环境	learning environment
学习结果	learning outcome
学习任务	learning task
学习资源	learning resource
学员	trainee
循证实践	evidence-based practice

Y

研讨会	seminar
一致性脚本测试	script concordance test(SCT)
医疗	clinical care
医疗保健系统	healthcare system
医疗卫生人员	health professional
医生的教育需求	doctor's educational need(DEN)
医学教育	medical education
医学教育门户	MedEdPortal
医学教育者协会(美国)	Academy of Medical Educators(AoME)
医学总会(英国)	General Medical Council(GMC)
移动技术	mobile technologie
以患者为中心	patient-centred
以胜任力为导向的医学教育	competency-based medical education(CBME)
以学习为导向的评价	learning-orientated assessment
引导者	facilitator

隐性课程	hidden curriculum
英国国家医疗服务体系信托基金会	NHS Trust
有效反馈	effective feedback
有效性	effectiveness
预期学习成果	intended learning outcome（ILO）
远程学习	distance learning
Z	
在线学习	online learning
整体任务方法	whole-task approach
正念	mindfulness
执业期间的继续教育	continuing professional development（CPD）
职业发展	professional development
职业认同	professional identity
职业素养	professionalism
质量保证	quality assurance（QA）
治疗性监督	therapeutic supervision
置信职业行为	entrustable professional activitie（EPA）
中枢神经系统	central nervous system（CNS）
终身学习	lifelong learning
主动参与	active involvement
主动学习	active learning
住院医师培训	residency
专业界限	professional boundary
专业素养迷你评估练习	The Professionalism Mini-evaluation Exercise（P-MEX）
专业素养迷你评价练习	professionalism mini-evaluation exercise（P-MEX）
转化式学习	transformative learning
自我调节	self-regulation
自我评价	self-assessment
自我照护	self-care
自主学习	independent learning
综合结构化临床考试	integrated structured clinical examination（ISCE）
总结性评价	summative assessment
做中学	learning by doing